精神科医が教える「集中力」のレッスン

我也不想恍神分心呀！

精神科醫師教你集中力

46個工作不出包，讀書不神遊，做事不拖延的專注技術

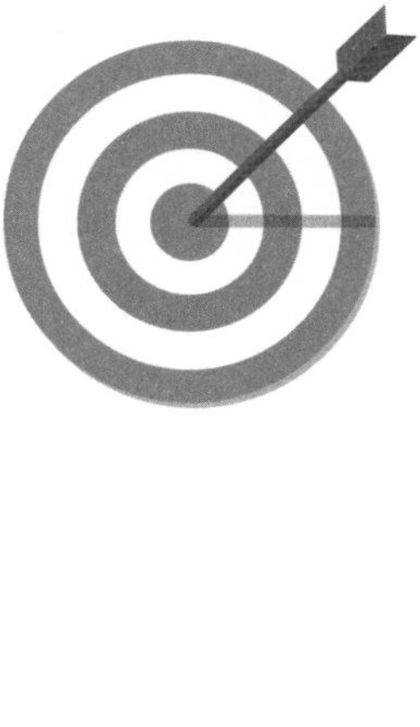

醫學博士・精神科醫師 西多昌規——著

李漢庭——譯

前言

「要是注意力更集中一點，就可以早點下班回家了。」

「如果念書能更專心，成績就會更好了。」

「家裡有太多事情得做，但是每件事情都虎頭蛇尾，要是能專心做完就好了……」

人的一天只有二十四小時，大家當然希望能更有效率地運用時間，獲得更優質的成果。

上班族當然希望能快點把工作做完，早點回家，好好享受人生。

考生當然希望能專心念書，考出好成績。

而每天忙不停的家庭主婦，如果能專心做完家事，就有更多時間投入興趣與嗜好。

時代變了，日常生活中出現愈來愈多的設備，來提高我們的工作效率。網際網路可以快速取得資訊，電子郵件與社群網路（SNS）可以隨時與他人聯繫，智慧型手機的普及更讓我們能夠全天候享受網路的便利。

但諷刺的是，**資訊技術進步原本是為了讓人類生活更方便、工作更加專注，卻反而降低了我們的精神集中程度。**美國身為科技大國，科技成癮問題十分嚴重，近年出現許多沒有帶手機就會心慌的人，稱為「Nomophobia」，全名是「No-Mobile-phone Phobia」，意思是「無手機恐懼症」。其實我們多少都有這個症狀，這讓我們的注意力比之前低了一些。

當生活被網路占據，就減少了我們的休息時間，不僅二十四小時都在收發電子郵件，而且全年無休。以前工作可以放到隔天再處理，現在多虧（？）了網路，當天就得完成。

我們工作的速度與質量遠超過上一個世代，所以對事情也需要投注不同程度、品質、速度的注意力。如果在緊張的環境中，還強迫自己長時間心無旁鶩，反而是錯誤的專制作法，只會讓自己過勞而身心受創。

我本身是精神科醫師，常診斷一些缺乏「注意力」的病症，例如憂鬱症、思覺失調症等等。尤其在治療憂鬱症的過程中，我發現食慾不振與失眠比較容易用藥物治療，但是**注意力低落**卻很難改善。本書之所以想要探討「注意力」，也是因為我個人希望找出答案。

從腦功能方面來看，注意力的問題更是相當深奧，最近也愈來愈多病患上門求診**缺乏注意力**的問題，也就是知名的**注意力不足過動症**（ADHD）。

其實不僅病患缺乏注意力，就連醫學生、實習醫師，甚至在講座上碰到的同行，也經常問我「**怎樣才有更強的集中力？**」我本身也是三分鐘熱度、注意力很快就渙散的人，每次聽課就不自覺胡思亂想，漏聽了重要的部分。由於我有這些經驗，所以非常在意自己的專注能力，試圖尋找解決問題的方法。

本書中所提到的知識與技巧，不僅可以幫助商務人士提升集中力、增加效率，還可以幫助學生、家庭主婦、小朋友甚至銀髮族解決缺乏注意力的問題。希望本書能夠幫助各位集中精神。

最後我要強調，提升集中力並不是為了成為頂尖的白領族或書呆子，而是為了**更快結束工作，取得更多空閒時間，打造更豐富的人生**。與各位讀者共勉之。

目錄

第3章 設定目標、提升集中力的七個方法

第6章 六種休息好方法讓你持續專注

第1章

八堂課讓你了解大腦習慣，提升集中力

1

學會「積極專注」與「消極專注」

「想做的事」與「勉強做的事」要使用不同的專注方式

「想要考證照，但是沒辦法專心準備……」

「主管叫我做的報告有什麼意義嗎？很想專心早點做完，可是沒動力……」

有兩個人在自己的座位上喃喃自語，看起來都煩惱著無法專心做該做的事情。

你以為這兩個人無法專心的原因都相同，但如果我說其實不同，你會不會吃驚？實際上又有哪裡不同？

第一個人想準備證照考試，如果是公司逼他考的另當別論，但通常會考證照的人都是想多學一技之長，這是「積極」的行動。

第二個人則是要做一件沒興趣的文書工作，不是他本人的意願，而是被迫不得不辦，屬於「消極」的行動。

針對自己想做與不想做的事情，專注的方法不一樣，前者屬於「**積極專注**」，後者則屬於「**消極專注**」。

◆──「積極專注」就是以「開心」做為努力的誘因

「積極專注」的特色，就是動力來自於他人的讚美，或者達成某個數值化的目標。比方說你為了想要留學而學習英文，只要有人對你說「你英文變好囉」、「發音變漂亮囉」，你就會更有動力去學習。或者你的托福或多益分數比上次更進步，**達成一個數值化的目標，就能刺激「積極專注」**。

因此我們知道，要**發揮「積極專注」的效果，關鍵在於一開始不要挑戰太困難的事情**。每個人認定的困難程度不同，但若一開始就挑戰自己絕對辦不到的事情，當然不會成功，不成功就無法體會達成目標的喜悅。

「積極專注」的重點，在於從「**有點難又不會太難的事情**」開始做，比方說**反覆做一套不會太難的題庫**，就會比較專心。

另外在「積極專注」的過程中，要盡量想像一些正面的事情，例如**成功之後的喜悅或報酬**。畢竟專注的目標是自己想做的事情，當然要有正面心態。

◆──如果必須專注處理不想做的事情，就要利用危機感與恐懼感

反之，如果目標讓你覺得沒有意義、無法接受、提不起勁，卻還是要專心處理，又該如何是好？

這種**「消極專注」的原動力，其實就是對來自他人的憤怒與批評所產生的恐懼**。「這點文件三兩下就該辦完了吧！」、「這點小事都做不好，還有什麼用！」你怕上司的責罵，就會激發不得不做的動力。

當你預知他人會批評、責罵，就會激發「消極專注」。如果課題太困難，消極專注也跟積極專注一樣撐不久，但是消極專注可以讓你挑戰稍微困難一點的事情。因為要是自認困難而放棄，你就得承受嚴厲的批評。

可笑的是，**當你心中愈充滿危險、責罵、處罰、痛苦等負面情緒，「消極專注」的效果就愈高**。想必很多人都曾因為怕考試考不好而臨陣磨槍，而且不亮也光。「落榜」、「重考」的負面壓力就是專注的原動力。

竅門是**「積極專注」靠樂觀心態，「消極專注」靠悲觀心態**。根據專注目標來調整心態，就能自由控制注意力。

醫師的話

「積極專注」要想像報酬，「消極專注」要想像處罰

- 「積極專注」：可以把成果畫成圖表來刺激鬥志
- 「積極專注」：要從比較簡單的事情開始
- 「消極專注」：要想像失敗的慘痛下場
- 「消極專注」：可以讓你挑戰比較困難的事情

2

沒效率的多工會降低資訊處理能力

◆——人腦本來就無法執行高度多工

首先希望讀者了解一個事實：「人類無法同時處理兩件重要的事情」。很多人說商務人士必須有「多工」的本事，但多工對大腦來說真的比較有效率嗎？

所謂多工就是同時處理兩件以上的事情，比方說邊製作簡報邊檢查電子郵件，甚至同時打文件檔……但實際上無論做哪件事，當下都只能把心思花在一件事上。

除了工作之外，我們聽聲音、看影像、觸碰物體，大腦處理的所有資訊也都是一種作業。我們可以邊看電視邊工作或邊念書，但是很難專心。邊聽別人說話邊學英文，也是難如登天。

同時處理多個需要注意力的資訊，是沒有效率的「多工」，反之，如果資訊不需要注意力來處理，那麼多工也不成問題。

邊聽音樂邊喝咖啡就不算多工，有些動作反而可以幫助主要作業順利執行。除非你是音樂家或咖啡品嘗師，否則一般人應該都可以邊喝咖啡邊聽音樂。

人的注意力有極限，有個專有名詞叫做「**極限容量**」，代表**我們無論多努力、多有技巧，都不可能發揮無止境的注意力**。

◆——「聖德太子傳說」是子虛烏有*

方才提到注意力有極限，接下來要確認「**注意**」與「**專心**」的意義。

人腦如何提升效率？答案是強化某項特定感官，同時降低其他感官的功能，避免礙事。比方說念書的時候主要使用視覺，所以專心念書的時候就不會注意到身邊的噪音。

專心其實就是感官之間的權重協調。

想專心就需要集中注意，**注意就是把意識投注在特定的事項上**，比方說走在路上突然發現「啊，那是我認識的Ａ」，大腦就會把意識投注在Ａ身上。投注意識就是「注意」。

「注意」可以說是大腦的基礎能力，用來記憶或思考。

如果大腦的注意功能因為某些因素而出現障礙，就會影響各方面的認知功能。憂鬱症與注意力不足過動症（ＡＤＨＤ）的病患經常忘東忘西，通常是因為注意功能發生障礙。

射箭與飛鏢必須射中目標才算得分，**注意也一樣要把意識投注在目標上面，大腦才能發揮功能。**

控制意識投注的過程稱為「**選擇性注意**」。

多工的缺點就在於無法順利注意。同時出現多個課題要處理，注意範圍就會放大，資訊處理的動作也變得亂七八糟。

如果不想分散注意力，就要鎖定一個注意的對象，簡單來說念書的時候最好不要把數學課本與國文課本同時放在書桌上。

醫師的話

如果事情都很急，一次處理一件比較有效率

- 同時面對多件事情時，先決定優先順序
- 列出清單之後務必逐一解決
- 放點輕柔的音樂，可以避免環境噪音打斷注意力

*譯註：傳說聖德太子有「豐聰耳」，十個人爭先恐後地同時向他陳情，他依然能明確回答每個人不同的答案。

3 獎勵可以控制多巴胺，刺激專注的意願

◆——多巴胺怎樣用才好

與注意力關係最密切的神經傳導物質，就是多巴胺與正腎上腺素。我們知道多巴胺會造成歡喜，快樂，甚至成癮，那它對注意力又有什麼影響？

我不打算介紹艱澀的腦科學研究論文，來聊聊臨床案例吧。

有一種治療憂鬱症與躁鬱症的藥物，叫做安立復（ABILIFY，學名Aripiprazole），原本用來治療思覺失調症，有抑制多巴胺分泌的效果。醫界認為思覺失調症是因為多巴胺分泌過多，才會造成幻覺與妄想，所以用藥物抑制多巴胺的分泌，可以減輕症狀。

但是抑制多巴胺的分泌會造成許多副作用。在安立復問世之前，抗憂鬱藥物的副作用包括怠惰、失去思考能力，以及抑鬱等。很多病患因此拖

怨自己無法發揮注意力。

而安立復不僅會抑制多巴胺分泌，還具有強化多巴胺的功能，這對怠惰與缺乏注意力的病患來說是個好消息*。搞笑團體松本House的House加賀谷先生把自己對抗思覺失調症的經歷寫成《思覺失調症來了》一書，清楚描述了他靠安立復重回社會的經驗。

根據我的臨床經驗，舊的憂鬱症用藥確實能帶來「心情愉快」、「減少煩惱」的效果，但很少發揮提升注意力的功能。新藥能提升注意力與鬥志，經過許多臨床實驗，才成為公認的憂鬱症輔助用藥。

◆——「獎勵自己」是有效的，但請適可而止

我們知道，提升多巴胺的功能就可以提升注意力，但是**對所有事情都專注，並不能算是好的注意力。**

而且要小心多巴胺效果太強，會產生「不能沒有你」的成癮症狀。不是只有毒品之類的禁藥會成癮，賭博、購物、網路、性愛也都會讓人上癮。當人對這些行為上癮，當下的專注程度會把旁人嚇破膽，但這樣長久下來通常不會有好下場，只會悽慘落魄。

如果希望正面強化多巴胺，除了前面提到的藥物之外，還要避免靠容易上癮的行動來提升鬥志。我們經常用某些獎勵刺激自己更專注、更有鬥志，比方說「事情做完了就自我獎勵一下」，但如果「自我獎勵一下」的花費與頻率愈來愈高，最後一定會上癮。

◆——利用「對未來的期望」提升集中力

多巴胺不是只對快樂與利益有反應，我們還發現，對未來的期待、未來的好處，也能夠刺激多巴胺。例如：

「只要拚下去，或許我就會升官！」

「再拚一下就是連假，到時候可以好好休息！」

可見不一定要靠金錢或物質才能刺激多巴胺。

如果你不得不專注，就練習想像未來的好處吧。「好處」可能是錢，可能是時間，只要你覺得好就可以。買名牌或吃大餐也可以偶爾為之，但小心別買過頭、玩過頭。

醫師的話

「未來的好處」要盡量想得具體

・買些好吃的零食，工作空檔時就來個下午茶
・寫張購物清單，達成目標就獎勵自己
・先訂好旅行計畫，在期待中工作

＊譯註：安立復是一種多巴胺調節劑，在不同腦部區域有不同作用，可能造成增強或抑制的效果。

4 「截止時限」與「休息」可以活化注意力荷爾蒙

◆——正腎上腺素讓你能夠「狗急跳牆」

「糟糕！明天就到期了，這樣下去肯定來不及啦！」

很多人都知道重要的事情應該要先做，但總是死到臨頭了才會專心處理。換個角度來說，這種人平時雖然總是拖拉懶散，但到了緊要關頭就是特別有注意力。

為什麼「狗急」就能「跳牆」？因為**當大腦發現自己陷入危機，就會分泌一種神經傳導物質，叫做「正腎上腺素」，讓人發揮無比的集中力。**

正腎上腺素是用來逃避危險與壓力的神經傳導物質，假設我們看到狗要咬過來，或是可疑的危險人物，就會進入緊張的警戒狀態。這種壓力會刺激正腎上腺素分泌。

所以正腎上腺素可以提升注意力，讓你更專心。期限將至或者主管壓力，都是刺激正腎上腺素的壓力來源。如果一個人學習態度懶散，不在乎學習效果，效率就不好，這也是正腎上腺素不足的關係。

所以人要專心，就少不了正腎上腺素。

◆——三招提升正腎上腺素的功能

我們來想想，有什麼好方法可以強化正腎上腺素的功效？根據前面的理論，要刺激正腎上腺素分泌，最簡單的方法就是對自己施壓。

第一個竅門，就是**設定截止時限來逼自己專心**，稱為「**截止效應**」，只要設定截止時限，必然會感到緊張。但是自己設定時限總會偷懶，想著「明天再做就好」，所以把時限公諸於世會更有效果，例如可以向旁人發下「我要在〇〇之前完成〇〇！」的豪語。

第二個竅門，就是**在專注的空檔安排「休息」**。正腎上腺素的源頭是壓力，而長時間的專注會讓大腦與身體疲憊。如果是臨陣磨槍準備考試，考完還可以好好放鬆一下，但如果每天都被不同的期限追著跑，漸漸的就會精疲力竭，反而無法專心。適當的休息是為了再次分泌正腎上腺素，所以相當重要。

最後一個竅門跟「休息」的道理一樣，那就是**正腎上腺素不能浪費，也不能用過頭**。所以要避免長時間持續工作或念書，困難的工作之間要安插簡單工作來喘口氣。用壓力逼自己專心，時間久了會身心俱疲。

如果要正確刺激正腎上腺素分泌，工作不能太簡單，也不能太難。太簡單的考題，一眼就懂的課本，是否反而讓你無法專心，昏昏欲睡？但另一方面，當你正感到緊張兮兮的時候遇到非常困難、難以理解的事情，是否也無法專心消化？

想要正確利用正腎上腺素來提升注意力，最好的方法就是用容易理解的事情，搭配要專心才能理解的事情。

醫師的話

好好安排期限、休息、工作（學習），就能專心達陣

- 事情要決定明確的期限
- 做完了或感覺累了就要休息
- 簡單與困難的事情要交互穿插

5 教你如何抵抗破壞集中力的惡勢力——「噪音」

◆——專注的時候，大腦其實在偷懶？

專心並不代表大腦所有功能都全力運轉，**專心的意義在於讓大腦該動的部分活動，該休息的部分休息，藉此分配不同功能的權重。**

方才已經說過，專心就是決定一個注意的方向。除此之外，注意還可以分為「**主動注意**」與「**被動注意**」。

專心工作或念書就屬於主動注意，主動注意是指**主動把意識投注在該做的事情上**。例如念書就是主動把意識投注在課本上。

至於被動注意，就是原本專心做某件事情，意識卻被其他突然發生的變化所吸引。比方說突然一個大聲響，轉頭一看發現是有貓衝出來。這也稱為反射注意。

有學者研究過主動注意狀態下的大腦狀態。美國華盛頓大學的馬克斯・E・萊克爾教授帶領研究團隊，在二〇〇七年發表了大腦在專心狀態下的MRI（核磁共振攝影）影像。根據這篇論文，**大腦專心的時候頂葉附近特別活躍**，而且不是只有頂葉活躍，連額葉的神經細胞也受到影響而活躍起來。

然而，**除了這兩個區塊，其他部分並不活躍**，不活躍的意思就是處於休息中。

當人專心處理某件事，只有工作需要的大腦區塊會活化，其他部分則會休息。這件事情告訴我們**「專心」會降低大腦活動，只活化必要的部分來提高效率**。

◆——好噪音與壞噪音

接著我們來探討專心殺手「噪音」與注意力的關係。

先說結論，**只要噪音與自己有關，或者具備有意義的資訊，就會破壞注意力，但像風聲、雨聲等大自然的噪音，反而有助提升注意力**。

・捷運上的鄰座乘客在講手機
・咖啡館的鄰座客人在大聲聊天

在這樣的狀況下，我們很難專心處理重要工作或念書。就算說話的內容與自己無關，只要你了解對話內容，就會變得不專心。

比方說你在咖啡館，隔壁座位的貴婦團大聲聊著怎麼穿搭，小孩要考什麼學校……就算你對這些內容興趣缺缺，只要包含你理解的資訊或詞語，像是服飾品牌與學校名稱，還是會不自覺聽進去。這些聲音資訊就會影響大腦。

你的注意力會因此降低，因為這些資訊刺激原本不必活動的大腦區塊，大腦就無法安排功能的權重。

或許有些專心高手可以切斷這些談話聲，避免不必要的大腦活動，但絕大多數人實在很難辦到這件事。

其實有個簡單的方法可以避免注意力（大腦）受到這些噪音的攻擊。那就是**聽些大自然的風雨聲，或者播放自己喜歡的音樂，就能忽略那**

些打亂大腦功能的聲音。

我們不喜歡有意義、會刺激多餘大腦活動的噪音。除了這些之外，大腦無法理解內容的噪音則稱為**白噪音**（white noise）。白噪音有很多種頻率，最常見的就是雨聲、柴火燃燒聲、溪流聲等大自然的聲音。古典樂和輕鬆的音樂也有白噪音的功能。

最近有個新的APP「Ambio」可以播放白噪音，是個好選項。不過若是放鬆效果太強反而會讓人昏昏欲睡，所以可能需要一點緊張條件，譬如設定播放時間長度。、

醫師的話

利用白噪音就能獲得適當的集中力

- 工作時播放大自然聲音的音樂
- 念書的時候，不要聽可理解語言內容的音樂、電視或廣播節目
- 選擇輕鬆的音樂或鋼琴獨奏，並且調低音量

6

如何避免「粗心大意」（action slip）

◆——缺乏集中力？避免粗心大意的方法

「咖啡明明已經加過糖，不小心又加了一次！」
「本來打算下班順便去一趟超商，結果就直接回家了。」
「啊，明明給浴缸上了水栓，卻忘了放水！」
「唉呀？明明想去庭院修剪花草，怎麼會拿開罐器來呢？」

任何人都有過粗心大意的經驗，如果工廠或醫院裡的人員粗心大意，可能就會釀成大災難。一般人犯錯（包括醫療疏失）除了缺乏經驗、學習不夠、注意力渙散之外，其實還有不少是沒有惡意的無心之過。

心理學對犯錯這件事有個專有名詞，叫做「**action slip**」，意思就是開始做一件事情之後，對這件事情的注意力逐漸渙散，結果做了完全不想做的動作。旁人看了這種粗心的錯誤會指責他「不用心！」、「怠惰！」但是就心理學來說，這是難免會發生的事情。尤其過於習慣日常生活的慣性模式，會不經思考就執行動作的人，特別容易發生這種問題。

雖然說人有失手，馬有失蹄，但我們還是希望粗心大意不會要了人命。

◆——務必了解 action slip 的模式

粗心大意的起因，就是注意力跑到目前執行的工作之外的地方，造成遺忘與錯誤。有沒有方法可以控制粗心呢？

只要專心工作就好？那是老派的毅力論。即使從風險管理的角度來看，也很難光靠訓練就完全避免粗心大意。

避免粗心大意最好的方法，就是先接受「**人必定會失手**」，也就是所謂的**未雨綢繆**。所有工廠與醫院一定都有雙重檢查、指點確認之類的防粗心系統。

如果是個人，關鍵就是多了解自己容易粗心的狀況，也就是掌握自己粗心的種類。

曼徹斯特大學的詹姆斯．利森教授長年研究人類犯錯的行為，他認為粗心大意有四種模式：

①重複的錯誤（咖啡加過糖又加一次）

②轉換目標（下班想順便去超商卻直接回家）

③缺乏、反轉（浴缸上了水栓卻沒有放水）

④混合、混亂（想修剪庭院花草卻拿了開罐器）

你的粗心大意通常屬於哪一種？

我個人最常發生的是②，一份報告做到一半突然沒心情，轉頭做另外一份報告，就容易發生這種粗心。

了解自己犯錯的模式並擬定對策，就可以減少粗心的次數，維持注意力。比方說你容易忘記自己有沒有加糖，那就訂個規矩：咖啡喝完之前不把糖包丟掉。如果容易忘記要去超商，那就用智慧型手機的筆記軟體留個備忘錄，或者在錢包、票卡套裡面放張紙條，上面寫「超商」。

粗心大意沒有簡單的解決方法，而且每個人的狀況都不同。請檢討自己粗心的模式，想方法避免自己犯錯。**對抗粗心大意的關鍵，就是不要提精神論，不要怪自己缺乏注意力。**

醫師的話

愈習慣的行為，做起來愈要專注仔細

- 不想忘的事情就寫備忘，貼在固定地點
- 每次離開房間或下車，一定要回頭看有沒有關門
- 犯過的錯要做紀錄

7 如何避免老化造成的集中力衰退

◆──誰都躲不過「衰老」

「最近注意力都不持久。」

「做事提不起勁，是不是因為超過四十歲了？」

每個人狀況不同，但通常從三十五歲起，人就會覺得容易疲倦，精神與體力都開始衰退。過了四十歲，幾乎每個人都會抱怨自己「年紀大了」。

宮崎駿在二〇一三年宣布退休，理由是：「實在沒辦法調整健康狀況，專注時間愈來愈短，老了就是沒辦法。」宮崎駿宣布退休的年紀是七十二歲，不過每個人感覺「老了」的時間應該都不相同。

很遺憾，**年紀大了，注意力跟著降低，是自然的生理現象**。但實際上也確實有人年紀一大把，依然有著驚人的注意力。宮崎駿六十歲之後還是能推出一流的作品，可見要將缺乏注意力完全歸咎給年紀，或許不那麼恰當。

◆——大腦的「衰老」其實就是容易「左顧右盼」

在思考「抗衰老」的方法之前，我們先仔細研究，注意力為何會隨著年紀增長而降低。注意力隨著年紀增長而降低，其實是因為第二十四頁的「選擇性注意」能力降低。比方說各位讀者在看這篇文章時，注意對象就是文章本身，或者粗體的強調字句，至於已經看過的部分和沒看過的部分，都不會注意。**選擇性注意，就是大腦只會聚焦在要處理的資訊上**。由於人腦的資訊處理能力有限，所以要把外界資訊「分類」過才能處理。

選擇性注意的功能會隨著年齡增長而衰退，所以人才會認為年紀大了，腦袋就不清楚。這雖然不像體力降低的定義那麼含糊，但實際上學者也還不明白，為什麼選擇性注意會隨著年齡增長而衰退。或許是因為年紀一大，正確投注意識來提升效率的能力就會衰退，反應速度也跟著降低，就像視覺與聽覺資訊的處理速度會變慢一樣。

另外，**人年紀大了就會開始「左顧右盼」，也就是去注意不必要的資訊。**我們可以透過訓練，控制自己專注在當下最重要的資訊上，但隨著年紀增長，經驗更豐富，或許大腦也因此更容易「左顧右盼」。

想避免注意力隨著年齡衰退，關鍵就在「不被雜事吸引」。老人家要增加資訊處理速度，就好像退休前的投手想增加球速一樣困難。

那該如何避免大腦「左顧右盼」呢？請參考第二十二頁，**想專心就要放棄「多工」，選擇「單工」。既然大腦沒辦法像以前一樣挑選注意目標，我們就要自己努力挑選該做的事情。**

◆——保存幸福感或許可以幫助提升集中力

德國漢堡—艾朋多夫大學醫學中心的研究團隊，二〇一四年在《Plus One》期刊發表了一篇研究報告，指出「老也不全是壞事」。

研究挑選二十五個年輕人與二十五個老人進行心理實驗，讓他們觀看並記憶一些日常的照片。照片採用幻燈片播放，有婚禮之類的正面情緒照片，家具之類的中性情緒照片，還有爭執之類的負面情緒照片。受試者看過之後要記住照片，結果發現，老年人對正面情緒照片的記憶強過負面情緒照片，尤其是自己經歷過的幸福（如婚禮照片）更是記得清楚。年輕人就沒有這樣大的差異。

良好的飲食、睡眠、運動習慣可以保持大腦年輕，注意力集中。而幸福、成功、充實之類的正面體驗，或許就是維持老年注意力的祕訣。**若專注↓成功↓幸福的良性循環可以抵抗注意力的衰老**，我們應該會過得更積極。

醫師的話

想減少大腦的「左顧右盼」，關鍵就是專注一件事

- 選擇安靜的地方工作，避免雜亂資訊干擾
- 用不到的東西應該收好或丟掉
- 不要貪心，每天只要做好一件事就夠

8 即使心無旁騖，人還是會出錯

◆——再怎麼專注都會看錯

犯錯時，應該很常聽到人們這麼說。

「就是不專心才會出錯！」

「就是散漫才會搞砸！」

但人類只是生物，不是機器，無論多麼專注、**多麼努力避免粗心大意，都無法避免出錯**。

人類的高階大腦可以思考與判斷，但不是只有這麼複雜的功能會出錯，就連看東西、聽聲音這麼單純的感官能力也容易出錯。這些看錯、聽錯就叫做「錯覺」。

請看左邊的圖，這是由義大利心理學家加耶塔諾・卡尼薩博士所發表的「卡尼薩三角」，是一種會引發錯覺的錯視圖。我們若不專心盯著瞧，會看見圖片正中央有個白色的三角形，但實際上中間並沒有任何三角形。另外，白色三角形看起來會比周邊更明亮，但實際上亮度與周邊相同。

錯覺機制存在於大腦的枕葉，枕葉的視覺皮層有可以對此類線條發生反應的神經細胞，看到這個圖形就會出現反應。所以錯覺是大腦神經細胞「以為有看見」的反應。

除了卡尼薩三角之外，還有很多種錯視圖，但若一一列舉出來就偏離主題了。我要說的是**人無論多麼專注，人腦都不可能完全正確反映外界資訊。**

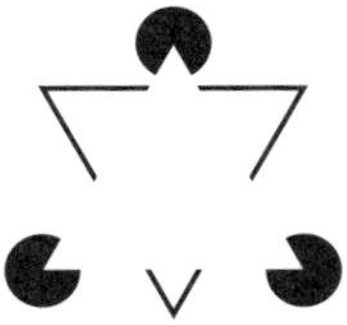

卡尼薩三角（Kanizsa triangle）

◆——雞尾酒派對效應是大腦「分配工作」的禮物

之前我們都在談視覺，那麼聽覺與注意力又有什麼關係呢？對學習英文會話的人來說，專心聽想聽的東西應該很重要才對。

生活中有很多地方充滿各種聲音，比方說街上、餐廳等地，但只要有人在這些地方喊你的名字，你還是會立刻發現。因為對大腦來說，這種聲音比其他人聲與噪音都更清晰。

這就是「雞尾酒派對效應」（cocktail party effect）。**雞尾酒派對效應，指的是即使同時有多人在說話，我們還是能理解特定的人聲或對話內容，**就好像在鬧哄哄的雞尾酒派對上，我們還是能聽見該聽到的聲音。

英國心理學家柯林．雪利博士發現了雞尾酒派對效應，而人能夠聽見自己的名字，原因正是前面提到的「注意力」。就算這個聲音小於環境中其他聲音，注意力還是能讓我們聽見。

人類隨時都在看見、聽見資訊，但**大腦不會平等處理所有資訊，只會**

注意與自己有關的資訊，其他則置之不理。

如果周圍噪音太大，就無法發揮雞尾酒派對效應。但只要在聽力允許的範圍內，人類確實有辦法選擇注意的目標。

視覺與聽覺都是感官，但是專注的方式稍微不同。了解這點有助於控制自己的集中力。

醫師的話

記住「大腦就是會犯錯」可以提升集中力

・平時可以刻意鍛鍊自己控制注意力與專心的能力

・看英語電影可以開英文字幕來看

第2章

調整生理時鐘，強化集中力的七項技術

1 控制生理時鐘，集中力就能持久

◆——細胞的主時脈決定你是「晨型人」或「夜型人」

晨型人就是「上午頭腦很清醒，但是晚上超想睡」，夜型人則是「早上頭腦不清楚，但是下午五點過後就有精神」。除了晨型人與夜型人的分別之外，其實每個人每天都有狀況好與不好的時段，比方說白天想睡覺，或傍晚突然疲倦起來等。

我們每天的生活節奏由生理時鐘來掌管，而人類體內每個細胞都有生理時鐘，你可以想像**自己的皮膚、肝臟、腸胃，所有細胞裡都有生理時鐘在運轉。**

而**掌管所有細胞時鐘的主時脈，就由大腦的視交叉上核來掌控**，視交叉上核會發布命令控制生理時鐘。每個人的活動或多或少都符合某個規律，就是因為生理時鐘的關係。

我們有些時段注意力很集中，有些時段特別渙散，也是受到生理時鐘的影響，生理時鐘是人體內無法用決心來控制的機制。

通常**人睡醒之後兩、三個小時（大概是上午）體溫開始上升，清醒等級也比較高**。我想沒有人眼睛一睜開就能跳下床工作，腦袋還俐落帶勁。大腦有所謂的「睡眠慣性」，剛睡醒總是希望繼續睡，所以剛睡醒時很適合來點暖身操，讓腦袋清醒過來。

另外一個清醒等級比較高的時段，是下午三點到傍晚左右，也就是下班前的奮鬥時段，如果沒有利用這時專心工作，往往就會把事情拖到晚上還做不完，不得不加班。

生理時鐘也會影響人的體溫與內分泌，體溫更是明顯的指標。**發揮注意力的時機**，與人體溫度上升關係密切，所以發揮注意力本質上就像運動。如果身體冷冰冰又沒做暖身操，突然運動起來不僅容易累，還容易受傷。

◆——反推生理時鐘就可以控制專注時段

我們可以從專注時段反推生理時鐘，例如，希望提升上午的注意力，那麼至少在上班前兩小時就要起床。如果是九點上班，最晚七點要起床。開始上班前總要通勤、吃飯、盥洗，提前兩個小時起床應該不為過。

接著來探討「晨型人」與「夜型人」在什麼時候注意力最高。哈佛大學與日本國立精神・神經醫療研究中心從二〇一〇年開始研究，發現人體生理時鐘的單天週期並不是二十五小時，而是二十四小時加減十到二十分鐘，這加減十分鐘對生理時鐘的影響可不小。近代時間生物學認為，每個人生理時鐘的差別，就決定了這個人是「晨型人」或「夜型人」。

◆——仔細調整生理時鐘的巔峰期

其實基因多少決定了我們是「晨型人」或「夜型人」，但是目前還不確定基因的影響程度究竟有多少。我們無法很快從夜型人轉換為晨型人，但是可以**慢慢改變生活習慣，控制睡與醒的節奏**。大腦（生理時鐘）可以彈性應付環境變化，方法**就是不急著兩三天改掉，而是慢慢地改變**。

無論晨型人或夜型人，其實都可以**馬上決定要在上午或下午專注**。專注並不是一整個時間帶，而是有個**巔峰**，比方說**「我希望巔峰落在上午十點與下午四點」**。很多人夢想「我要一直很專心」，其實這是不可能的，但工作時又不能任性地認為「我上午就是不專心，所以要擺爛」。最實際的方法還是設定上午與下午的專心時間，發揮效率，克服問題。

即使碰到意外的急件，你也無法追加專注時間，最好是把急件往後延。人的集中力有極限，維持集中力的竅門就是保留一點巔峰注意力。

醫師的話

只要控制注意力巔峰時間，就能輕鬆獲得集中力

- 剛起床體溫仍低，睡前體溫也正在降低，都不適合專心做事
- 要花時間慢慢轉換為「晨型人」
- 最好上午與下午各準備一個專注的「巔峰」

2

與其熬夜趕工睡不飽，不如睡飽維持集中力

◆——睡不飽是集中力的大敵

睡不飽就沒有精神，沒有集中力……

「這我也知道，還用你說？」

讀者應該一看就想這樣反駁，但是我看看身邊的人，卻發現很多人沒有好好遵守這個原則。

・一搭捷運就睡著

・坐上座位就想睡

・到咖啡廳看書，馬上打瞌睡

這些都是睡不飽的警訊。

現代睡眠醫學的睡眠障礙並不只包括失眠，只要清醒的時候大腦功能降低，影響正常生活，都屬於睡眠障礙。

睡不飽會嚴重傷害記憶、思考等認知功能，**尤其對專注於某件事情的能力（集中力）更是明顯重創**。如果不能注意、專心，就無法記住事情，自然降低學習與記憶的成果。

◆——睡不飽就無法運用「工作記憶」

我們常說的「工作記憶」（working memory）就是專注於某件事的記憶功能，它有相當複雜的定義，簡單來說，就是我們在做某件事的短暫過程中會記住某些小事情。工作記憶就像是「步驟腦」，最常見的例子應該就是「烹飪」。趁煎肉的時候順便洗菜，煎好的時候做醬料……

除了烹飪之外，**日常生活幾乎所有動作都要用到工作記憶**，這是認知與執行的基礎，不僅可以讓我們鎖定目標，維持注意力，還可以抵抗讓人分心的誘因，判斷突發狀況的本質。

研究顯示，失眠、憂鬱症之類的睡眠障礙病患，工作記憶的功能也會降低。即使是健康的普通人，長期睡不飽也會降低工作記憶的功能。

美國加州大學聖地牙哥分校的蕭恩・杜蒙特教授做了一項實驗：讓一群人一整個晚上不睡，另一群人四天內每天只睡四小時，再比較雙方的視覺工作記憶高低。比較方法是在畫面上顯示一批雜亂的長方形與正方形，顏色各有不同，並要求受試者只看正方形，不看長方形。實驗分三個困難等級，愈困難，長方形與正方形的混雜度就愈高。每個畫面只會顯示千分之一秒，眨個眼就沒了。

熬夜一天的群組，在三個困難程度的實驗成績都不好。有趣的是，四天四小時群組在三個困難程度的成績都沒有降低，但在中等難度的成績又比熬夜一天群組要低。可能是簡單等級難不倒稍微睡不飽的人，而困難等級逼受試者發揮所有注意力。

中等難度的問題最容易受到睡不飽的負面影響，我大概可以理解。日常生活中絕大多數的任務，都是有點難又不會太難，可見睡不飽對生活影響有多大。

會熬夜一整晚的人相當少，大概只有臨陣磨槍的考生或趕截稿期限的作家會通宵工作，但他們熬夜之後應該就會好好睡飽。**比起徹夜不眠，平常每天只睡四小時的人**反而比較多吧。各位應該面對現實，平時熬夜、假日補眠，只會讓自己的注意力更渙散。

醫師的話

保持睡眠充足，才能提升集中力，增加工作效率

- 睡不飽會全面降低大腦功能
- 睡不飽容易影響工作記憶（步驟腦）
- 習慣放假補眠的人，平時可能因為睡不飽而注意力渙散

3 控制光線強弱，調整生理時鐘

◆——現代社會光線太強，打亂了生理時鐘

生理時鐘創造了人一天的規律，甚至可以說生理時鐘控制了人類的體溫、內分泌、自律神經等所有生理活動。**鬥志與注意力當然也受到生理時鐘的影響**。

自從愛迪生發明燈泡之後，即使已經入夜，人類還是保持著有如白天的活動力，甚至有過之而無不及。燈具的發明與進步，無疑大大推動了人類的文明發展。

但是科學技術的發展，同時也奪走了現代人的睡眠時間。只有現代人才會熬夜看書、上網。

睡不飽會降低注意力，但我希望讀者了解一件事：就算睡得不是那麼

糟，**晚上燈光太強還是會對生理時鐘造成不良影響**。有人認為「我晚上雖然在很明亮的地方做事，但是都有睡飽，所以沒問題」這種人特別要小心，因為你的生理時鐘很可能已經被打亂，並影響了你的注意力。

◆為什麼白天不能躲在家，晚上不能開燈？

生理時鐘很容易受到光線影響，早上的光線會抑制人體分泌褪黑激素，這是幫助人類睡得安穩的重要激素，但是晚上暴露在強光下，會阻止人體分泌褪黑激素，人也就不容易入睡。

一旦褪黑激素分泌不正常，不僅影響大腦，還會影響所有細胞的生理時鐘。**生理時鐘一旦錯亂，就會破壞整個身體（包括大腦）的平衡**。這可不光是降低鬥志與注意力，還會影響身心健康。

讓我們檢討一下自己的生活環境。

室內與室外的照度有著天壤之別。室內燈光的照度頂多幾百勒克斯（lux），但是晴朗的室外照度卻超過一萬勒克斯，相差數十倍。

晚上的照度問題更嚴重。夜間的室外照度頂多只有幾個勒克斯，代表我們晚上在室內開燈，照度會是室外的一百倍以上。而且近年來又推出數位顯示器，它發出的藍光會對眼睛與身體造成沉重負擔。

我們所在的光線環境可以說是亂了套，白天比室外陰暗，晚上比室外明亮，完全不符合自然規律。看來現代人的生理時鐘免不了要被打亂，再加上睡眠不足與壓力的影響，當然不容易專心。

◆——如何控制光線強弱

現代社會的光線環境發生常態性的錯亂，讓我們保持在常態性的時差狀態下。如果長期錯誤使用光線，不僅無法發揮注意力，還可能變得容易生病。其實只要稍微用心，就可以製造對生理時鐘有益的光線環境，比如說白天燈光盡量調亮，最好能多出門或坐在窗邊，晚上則盡量把燈光調暗。

日常生活有很多小招數可以控制光線強弱。就算室內燈光沒有陽光那麼強，白天還是應該盡量把燈光調亮。例如像日本北部冬天陽光較少，或者西南部有梅雨季，那麼白天燈光就要盡量開到最亮。

搭電車上班的時候，站在有陽光的窗邊最好。如果是搭地鐵，進站之前請多曬曬太陽，除了盛夏之外都應該多站在陽光下。

反之，晚上就應該盡量降低屋內照度，選擇亮度較低的燈泡，而且要小心電腦與手機螢幕所發出的藍光。我們可以戴上藍光過濾眼鏡，或者把螢幕的背景調成黑色，多少能夠減少藍光的影響。

調整光線強弱就等於調整注意力的強弱，只要注意白天亮、晚上暗的原則，就能把生理時鐘調整為專注模式。

醫師的話

白天亮、晚上暗的生活可以打造優良的生理時鐘節奏

- 白天搭電車通勤時，要站在窗邊
- 晚上調低屋內照度
- 電腦桌面改成黑色，手機螢幕亮度調低

4 早晨的光線可以活化血清素，緩和緊張情緒

◆——抑制焦慮的血清素與褪黑激素

我們在前面提到，早晨的光線可以抑制褪黑激素分泌，調整一天的節奏。褪黑激素是睡眠激素，但是對大腦的影響可不只是促進睡眠而已。我們來複習褪黑激素的功能。

褪黑激素不僅能讓人熟睡，還能間接緩和緊張情緒，消除鬱悶，提升鬥志與注意力。

一到晚上，大腦的松果體就會分泌褪黑激素；美國的藥局也有賣褪黑激素，一罐大概十美金左右。但是人體自然合成的褪黑激素，與人造藥品並不相同。

人體用什麼來合成褪黑激素？答案是一種能夠減少憂鬱與惶恐的神經

傳導物質，叫做「血清素」。

褪黑激素的來源就是血清素，人類在白天會分泌血清素，但如果白天分泌的血清素不夠，晚上能分泌的褪黑激素就會減少。

缺乏血清素＝缺乏褪黑激素，造成人意志消沉，有氣無力，容易焦躁，精神狀態不適合專注。

憂鬱症的症狀包括注意力與思考能力衰退，造成工作錯誤百出，而且無法同時處理多件工作。造成這種症狀的原因之一，就是血清素神經功能衰退，而**睡眠激素（褪黑激素）不足也一樣會造成憂鬱、缺乏注意力**。

Agomelatine 這種藥物可以強化褪黑激素功能，目前只有歐洲批准使用，可以用來治療憂鬱症。而高照度光療法（早上暴露在明亮光線中）也可以治療憂鬱症。看來褪黑激素有間接消除憂鬱的效果。

◆——褪黑激素也與鬥志、集中力有關

很多睡眠相關書籍都有介紹褪黑激素與血清素的關係，但是很少人知

道褪黑激素也跟多巴胺（鬥志神經傳導物質）、正腎上腺素（專注與恐懼的神經傳導物質）有關。

褪黑激素並不會直接刺激或抑制多巴胺或正腎上腺素分泌，但是會透過前面說的血清素，強化多巴胺與正腎上腺素的功能。

血清素、正腎上腺素、多巴胺三者是互補的激素，多巴胺讓人開心、快樂、執行有報酬的行動，正腎上腺素則控制恐懼、焦慮、驚訝等情緒。我們會以為只要有多巴胺和正腎上腺素，就能獲得鬥志與注意力，但是只踩油門沒有煞車，大腦不是暴衝就是空轉。

「心浮氣躁的，沒辦法專心……」

「快被截稿壓力逼死了！」

在這種狀況下，**多巴胺與正腎上腺素會讓情緒更緊繃**，**要靠血清素冷靜下來，才能提升注意力**。更進一步來說，褪黑激素也可以透過血清素間接達成煞車效果。

褪黑激素並不會直接提升注意力，但是能間接幫忙。而且褪黑激素能夠維持生理時鐘穩定，也是維持注意力的幕後功臣。

醫師的話

與其晚睡晚起，不如早起曬太陽

・情緒激動緊張的時候，請先深呼吸冷靜下來
・開始出錯的時候請先休息
・上午盡量在明亮的地方工作，例如窗邊或戶外

5 溝通有助於維持生理時鐘

◆——果蠅與人類的差異

基因研究不是我的專業，不過我要稍微提一下基因。

生理時鐘由時鐘基因來掌控，學者使用果蠅來研究時鐘基因，最大的理由是果蠅的神經系統單純，容易飼養，也容易進行基因改造。

學者發現很多基因在不同的物種上都會展現相同的能力。果蠅與人類的基本身體構造原理其實很類似，雖然果蠅的身體結構複雜度遠低於人類，但是要探索腦神經的真相，絕對少不了果蠅。

如果只看基因，要維持人類的生理時鐘穩定其實很簡單，就是早上固定時間曬太陽，晚上盡量在陰暗的地方度過，然後每天都睡飽。

但事實上，這並不容易達成。實務上我們的生活模式不可能百分百地控制光線、規律飲食，這只是紙上談兵。

我們說過，光線與飲食都是維護生理時鐘的重點，但是人類還比果蠅多了一個因素，那就是與他人溝通。也就是說，**與人溝通是修正生理時鐘的關鍵**。

◆——修正生理時鐘的祕訣，就是每天至少找人聊天一次

請回想自己準備大考的日子：愈接近大考，自習時間愈多，而學生通常會分為兩派，一派幾乎不上學，成天窩在家裡念書；另一派即使學校沒有課，也會到學校找同學聊天，或者到圖書館看書。

根據我個人的經驗，窩在家裡看書的人，上榜機率比到學校的人要低。各位念書的時候又是如何呢？

就算學校沒課了，前往人多的地方看看朋友，交換重要資訊，聊天放鬆心情，維持正常生活作息，獲得新資訊的刺激進而提升鬥志……這些都是出門念書的優點。

其實這些優點都有助於維護我們的生理時鐘。一個人窩在家念書，乍看之下時間很自由，效率應該比較好，但是另一方面也代表他早上無法曬太陽，較難保持規律的生活習慣。準備考試講求強韌的精神力，出門念書剛好有助於維護精神力。

人類是社會性生物。有好幾個因素可以調整生理時鐘，請記住**除了物理因素（如光線）之外，還有「社會性調節因素」（如溝通）**。工作中與他人交流，絕對比一個人埋頭苦幹更能維護生理時鐘，也更能發揮專注。

日本的生理時鐘研究第一把交椅，山口大學時間學研究所的明石真教授，在著作《生理時鐘的奧妙》中說了這樣一段話：

「我認為對話和溝通，對修正人體的生理時鐘來說非常重要。」

我在看診的時候也常對病患分享這句話，看到孤僻的病患還會特別強調。

醫師的話

對話可以調整身心的節奏

- 保持自己的節奏，偶爾找親友聊聊
- 念書念得愈辛苦，就愈該找時間聊天放鬆
- 把溝通交流納入每天的行程中

6 生理時鐘三元素：飲食、運動、睡眠

◆──「健康」是集中力的基礎

我們很容易忘記**鬥志與注意力的基礎在於「健康」**。即使是感冒這樣的小病，也會讓集中力的強度與持久度遠低於健康狀況。

生活習慣務必要好好檢討，基本上就是**飲食、運動、睡眠，不僅為了健康，也為了鬥志與集中力**。就算你讀了幾百本書，把提升鬥志與集中力的訣竅背得滾瓜爛熟，這三個基本習慣沒培養起來，擁有再多知識也沒用。

為什麼這三個習慣如此重要？因為它們關係到調整生理時鐘。比方說飲食，就算每天攝取的熱量與營養內容都相同，只要攝取時段不同，就可能對身體造成不同影響。

早餐更是保持生理時鐘穩定的關鍵。如果睡醒後兩小時內沒有吃東西，

生理時鐘就不會進入「清醒」狀態。

吃的內容也很重要，光吃吐司或飯糰都不夠，**早餐份量最好是全天營養攝取量的四分之一**。研究認為早餐要攝取蛋白質（胺基酸），才能增加晚上褪黑激素的分泌量，所以**早餐至少要有富含蛋白質的食物，例如雞蛋與黃豆**。

但是有人覺得早上吃不下東西，尤其雞蛋與黃豆吃了讓人感覺很脹，那至少要選擇乳製品（如優格）或營養價值較高的食物（如水果），無論多少都要吃一點。

另外也推薦**柑橘類食物，可以讓人神清氣爽**。檸檬的提神效果最強，葡萄柚和橘子也可以。

看來世界各國的早餐文化都符合生理時鐘的要求。

◆──養成運動習慣讓你睡得好

你是否有過這樣的經驗？白天跑步、陪小孩參加運動會，好好運動消耗體力，晚上就睡得香甜。

大家都知道白天運動，晚上就睡得好，但是針對運動與睡眠進行研究，結果卻讓人意外。

只運動一天，並不會大幅提升當天的睡眠品質。說得明白些，只會稍微增加深度睡眠而已。

短期運動並不會提升睡眠品質，但是如果習慣**每週運動三到四次，睡眠品質就會穩定提升**，穩定提升代表更容易入睡、深度睡眠更久，也不會半途醒來。

運動習慣不僅可以讓人睡得好，預防代謝症候群與生活習慣病，還能**刺激大腦分泌「腦衍生神經滋長因子」**（BDNF，**促進腦神經細胞成長的物質**）。這項神經科學的研究結果，證實運動療法可以治療憂鬱症與失智症。

運動習慣對生理時鐘也有正面影響，可以讓生理時鐘傾向早睡早起，所以**經常熬夜，又煩惱白天缺乏注意力的人，開始養成運動習慣也是個好**

方法。

我前面說每週運動三到四次，其實兩三次也可以，每個人都有自己的行程。運動效果最好的時段是下午，更準確來說是傍晚到晚上之間（因為體溫較高）。

你可以去健身房慢跑、重訓、游泳，只要習慣到健身房運動，就能養成最好的運動習慣。如果不方便去健身房，請在上下班或買菜的時候試著快走。想要提升注意力，關鍵之一就是每天安排時間運動，養成運動習慣。

醫師的話

先從早餐吃吐司加優格（或水果）開始

- 柑橘類果汁與蛋白質，可以喚醒你的身體
- 上下班或買菜改用快走
- 運動習慣可以提升睡眠品質

7「主要睡眠」與「強力小睡」可以恢復大腦活力

◆──睡幾個小時才能提升集中力？

我想很多人都有偏見，認為每天都要「睡足八小時」。

前面已經說過，睡不飽會讓隔天的注意力下降，而長期睡不飽不僅無法專心，還會影響健康。但是這不代表每天一定要「睡足八小時」，因為每個人「睡飽」所需的時間都不同。

國外研究顯示，每天睡足七小時的人，比較健康又長壽。加州大學聖地牙哥分校的丹尼爾．克利普奇教授認為，**每天睡六個半到七個小時的人最長壽，感覺更幸福，而且生產力最高。**

其實睡得太多反而會降低注意力，你是否有過早上睡回籠覺，結果感覺昏昏沉沉的經驗？睡得太多會讓白天缺乏注意力，晚上又睡不好。

人有不同的身高體重，當然也有不同的睡眠模式。有人睡得少一樣整天有精神，有人則需要睡超過八小時。無論睡得多或睡得少，**最重要的就是了解自己「最適當的睡眠時間」，並且持之以恆**。無論睡太多或睡太少，都無法發揮注意力。

我認為最適當的睡眠時間，就是精神的疲累程度不會嚴重妨礙白天的活動。只要白天活動時不會覺得周公猛找自己下棋，或者想睡時就能找到時間小睡，那就是不錯的睡眠時間。

◆——睡不飽反而頭腦清醒？

你有沒有過熬夜隔天精神亢奮的經驗？或者看到睡不飽卻精神飽滿的人，覺得難以置信？

有種憂鬱症療法叫做「斷眠療法」，就是讓憂鬱症病患整晚都不睡，以調整入睡時間。目前還不清楚這種療法的運作原理，或許是因為憂鬱症病患的生理時鐘相當混亂，一天不睡便可以重新設定生理時鐘，這個療法才會有效。

但是一晚不睡只會讓隔天有精神，往後的生活還是要恢復正常節奏，否則憂鬱症會惡化。偶爾一晚不睡或睡不飽，隔天固然比較有精神，但長期睡不飽可不是好事。

◆——怎麼睡才能讓身體與大腦最清醒？

這裡簡單整理出讓人提升注意力的睡眠法，分為「主要睡眠」與「強力小睡」。

主要睡眠就是晚上的睡眠，包括完整的快速動眼期與非快速動眼期的睡眠循環。同樣是一天睡七小時，每睡一小時就醒來一次，跟一次睡滿七小時的睡眠品質完全不同。

生理時鐘到了晚上會準備入睡，所以晚上至少要一次睡足四到五小時，這就是主要睡眠。

很多人會想，四到五小時未免太短了。但是對忙碌的現代人來說，應該不少人平日只能睡五小時左右，難怪很多人煩惱白天打瞌睡。

所以我也推薦小睡，也就是所謂的睡午覺。**小睡可以消除下午的睡意，是恢復集中力的最好方法。**因為小睡能夠恢復活力，所以我取了個名字叫做「強力小睡」。

請放下每天一定要睡足八小時的偏見，**好好利用主要睡眠與強力小睡，就可以發揮集中力。**至於小睡的詳細原理與睡法，請參考第五章的解說。我另外一本著作《消除大腦與身體疲勞的小睡法》應該也能幫上忙。

醫師的話

最少五小時睡眠＋短時間午睡，可以打造快活節奏

- 就算找不出完整六小時，至少也要睡滿五小時
- 在白天想睡的時段，要找好小睡的時間和地點
- 睡太多或補眠都不行

第3章

設定目標、提升集中力的七個方法

1 細分目標，從小課題開始解決，就能專注處理

◆——目標的難度應該是「困難但可以達成」

前面我們看了大腦、內分泌、生理時鐘與集中力的關係，接下來要看看日常生活中有哪些實用小技巧可以提升集中力。

想要提升鬥志與注意力，第一步就是設定目標。但是一開始就設定一個遠大的目標，只會被沉重的工作量給壓垮；目標設定不正確，很可能落到自暴自棄的下場。

「盡力而為！」

「拚命加油！」

這看起來好像很有志氣，但卻是最糟糕的目標範本。因為這種目標太抽象，根本不知道難度是高或低。

以集中力的角度來看，最好的目標是「困難但可以達成」。因為太簡單的目標沒必要發揮集中力，所以要有一個清楚、稍微困難一點的目標。在哈佛大學心理學院任教多年的大衛．麥拉倫教授說，成功機率六成的目標最為理想。

最好的目標是有明確的數字，而且努力一點就能達成，比方說國文成績不好，就以七十分為目標。如果讀不好的科目還設定一百分為目標，很容易自暴自棄，讓鬥志與集中力繼續沉睡。

設定目標的竅門是「SMART」，這是以下五個單字的開頭縮寫。

- **Specific：明確的**
- **Measurable：可數值化的**
- **Achievable：可達成的**
- **Realistic：實際的**
- **Time：有期限的**

以前面的國文來說，目標可以設定為「三個月內寫完這本題庫」。目標的設定必須有數值與完成期限。

◆——細分目標，獲得成就感

設定一個大目標之後，要細分邁向目標的過程。就算你沒有跑過全馬，肯定也知道，一開始就去想四十二公里後的終點非常不實際，我想大多數人跑全馬應該都是想著十公里標點、中途折返點，三十公里標點這些分段點吧。

工作和念書其實也差不多，想達成「考上第一志願」、「考上國外MBA」這些大目標，關鍵在於如何達成更明確的「小目標」。

「十月之前數學要考到多少分？」

「年底之前托福要多考十分！」

把大目標分割為有期限、有數值的小目標。

分割目標有兩個最大的好處，第一是**實際感受到目標正在完成**，第二是**達成目標後可以獲得成就感**。

無論考大學或考證照，只想像考取的那一天有點不切實際，總要靠模擬考和練習來確認自己的實力，才能保持鬥志與集中力。達成小目標所產生的成就感，就能提升鬥志與集中力。

出了社會之後，更沒機會被人稱讚，**自己最有機會得到的讚美，就是完成小目標之後的成就感。想發揮集中力，就必須好好把握這些成就感。**

醫師的話

對不拿手的事情訂定「最低門檻」

・目標必須是明確的文字或數字

・目標要實際，只要努力就確定可以達成

・容易好高騖遠的人，訂目標請打六折

2 地點、時間、內容……目標內容要盡量詳細

◆——想像「何時」、「何地」、「怎麼做」、「做多少」

我們再討論一下如何設定目標。

最好把每個因素都設定得非常明確，目標才容易實現，尤其短期目標更是如此。

「學英文」不如「做英文題庫」，「做英文題庫」不如「做英文題庫一小時」，「做英文題庫一小時」不如「在咖啡館做英文題庫一小時」。

抽象的內容無法激發你的注意能量，決定大目標之後要進一步決定**「時間」、「地點」、「行動」、「程度」等明確細項**，才能想像出自己專注的樣子。

想像專注的狀態稱為「想像訓練」，這點也很重要，如果沒頭沒腦地

做下去，甚至可能虛度光陰，什麼都沒完成。**當自己訂了一個計劃，要想像專心執行的樣子，大腦才會跟著想像去行動。**

人如果只想著「船到橋頭自然直」就不會有動力，要想像自己在桌邊專心工作，注意力才會提升。能想像工作完成之後的成就感又更好。

◆——把「起點」想清楚，比較容易啟動

「我不太清楚自己專心是什麼樣子……」

應該不少人有這樣的困擾。要在咖啡廳念書，還是在家念？要做題庫還是上網查資料？除了這些關於過程的決策之外，**一個好的起點**也是提升注意力的重要關鍵。

心理實驗上有個設定方法叫做「制約」，或許有人聽過「條件制約」這個名詞，簡單來說就是「讓人或動物學習對某項特定操作，做出特定的反應」，最常見的制約例子就是巴甫洛夫的狗實驗。

以條件制約來強化行動力確實可以提升注意力，但是過程有點複雜，

你應該想知道更簡單的做法。

其實，**只要針對想專心的行動設定一個「啟動條件」，就比較容易開始行動。**

「馬上開始做投影片資料」的「馬上」其實相當模糊。不如改成「喝完咖啡之後就做投影片資料」，有了條件就比較容易採取行動。不要把鬥志與集中力託付在自己軟弱的意志力上，託付給實際條件比較可靠。

運動員也經常這麼做，就是所謂的「**預備動作**」（preshot routine）。預備動作本來是高爾夫球名詞，代表揮桿之前的某些特定動作。最有名的預備動作故事發生在一九六二年，高爾夫之王傑克．尼可拉斯在全美公開賽發揮驚人集中力，當時他正要揮桿，風大到把他的帽子都吹走，他還是穩穩地把球打了出去。據說就是因為尼可拉斯**做了很多預備動作**，又是看看球底下，又是把球貼到臉上的，才會這麼專注。

如果想要專心做某件事，事前的「起點」舉動非常重要，但不一定要花很多時間去做。而這個「起點」愈明確，就愈能提升注意力。

醫師的話

決定你的「專注起點」

- 把「時間」、「地點」、「行動」、「程度」想清楚
- 決定「開始專注的起點」
- 針對你要專心的事項，設定隨時都能做的預備動作

3 「待辦清單」一張只寫一件事

◆──「待辦清單」可以讓目標更清楚

前面說過把目標與過程想得更加明確，有助於提升集中力。最好把你的目標寫成文字，畫成圖表，有清楚的視覺資訊更容易激發你的集中力。

商業書或自我啟發書經常提到一招──把目標或夢想寫在筆記本上，不時翻開來複習，就比較有機會實現。這或許就是明確描繪目標的效果。

最簡單確實的作法，就是寫出「待辦清單」，只要把想做的事、該做的事逐條列成清單就好，而這份清單並不需要詳細到哪個部分要花多少時間。

把該做的事情寫成清單，就不需要另外花心思去想今天該做什麼。看著待辦清單上面的事項，再去想時間、地點、行動就好。重要的工作就該寫進行程表，才不怕忘記。

請想像你完成清單上所有工作之後的景象。完成所有工作不僅會刺激大腦的獎勵系統，也能消除工作尚未完成的惶恐。完工之後的成就感，能夠刺激你繼續奮鬥的意願。

◆——狠下心，每天只寫一張「待辦清單」

很多人（包括我自己）在寫待辦清單的時候都容易犯一個錯。

「清單是寫了，但最後什麼事都沒做到。」

更糟的是清單上的事情太多，根本搞不清楚該從哪裡下手。

這可能是把待辦清單搞成了備忘錄，寫了就放著不管。我們當然需要備忘錄提醒自己，但是待辦清單的用意更加積極，它是要提升自己的鬥志與集中力。

如果要積極運用待辦清單，就要大大限縮「數量」與「使用期限」。

簡單來說就是「**每天換張新的待辦清單**」，更簡單點，甚至可以「每天一張，每張一件事」。

無論做什麼事情，關鍵都在於決定期限與優先順序，如果這兩點沒搞清楚，待辦清單就會變成備忘錄，甚至忘記自己寫過待辦清單。

但話說回來，決定優先順序一點都不簡單，如果大家都能順利決定優先順序，人生就沒煩惱了。所以比較實際的做法是寫三件事，從比較簡單的開始解決。

每天只寫一張待辦清單，上面最多三件事，剛好可以練習如何分配時間與優先順序。

請你試著利用通勤時間，或上班前一天的晚上，來寫這「每天一張的待辦清單」，只要寫得好、用得好，它能夠發揮無比威力，喚醒你的集中力。

醫師的話

每天只寫一張待辦清單

- 清單上不超過三件事
- 做完了就畫線刪掉
- 事情全部完成之後，清單立刻丟掉

4 無論事情多小都要完成，才能品嘗小小成就感

◆——缺乏集中力的大腦需要什麼「報酬」？

我們已經說過很多次，刺激鬥志與集中力絕對少不了「成就感」，如果我們更了解「成就感」的機制，應該能找到更多發揮注意力的方法。

人類大腦有所謂的「獎勵系統」（reward system），很多爸媽會說「只要你把功課寫完，我就買你喜歡的遊戲給你」，這種拿東西哄小孩的作法就是在刺激大腦的獎勵系統。

如果我們知道完成一件事情會有獎勵，大腦內的「腹側被蓋區」與「伏隔核」就會活化，分泌我們熟知的鬥志物質「多巴胺」。

首先複習一下多巴胺的功能：多巴胺是大腦中樞神經系統中的神經傳導物質，特色是會刺激鬥志、歡樂等精神活動。第一章到第三章提過**金錢**、

名牌等物質，以及權勢、地位等社會認同，就會大大刺激大腦的獎勵系統。

「只要完成這件事，肯定會加薪。」

「只要順利簽到這份合約，老闆一定會誇獎我。」

我們會像這樣鼓勵自己，提升鬥志與集中力。

問題是如何增加對獎勵系統的刺激？小朋友只要用零食、零用錢、電玩就可以刺激獎勵系統，爸媽還會幫忙設定獎勵項目，然而成年人就得自己準備自己的獎勵。

◆——成人需要什麼「獎勵」才能專注？

我們想想要用什麼「獎勵」才能提升注意力。**獎勵分為有形與無形兩種**，有形獎勵包括收入增加、吃大餐、出門旅行等具體行動；無形獎勵則是心理上的感覺，例如「被他人誇獎」。

這兩種當然都能刺激獎勵系統，但要考慮個人的需求與喜好。對名牌沒興趣的人，看到名牌包也不會刺激獎勵系統。加薪與獎金是很迷人，但金錢並非唯一的判斷標準，總有些事情給你再多錢，你也不肯做。
如果說有什麼放諸四海皆準的獎勵，那就是心理上的獎勵。
「你幹得真不錯，很好。」
「這件事你做得很棒。」
如果老闆或客戶對你這麼說，你一定會覺得下次要更努力。**如果覺得自己注意力不夠，想想完成之後可能會被人誇獎，會比較容易脫離低潮。**

◆——誇獎別人，並多認識會誇獎自己的人，集中力就會提升

有許多腦科學研究指出，心理獎勵（如他人評價）比物質獎勵（如金錢）更有助於維持鬥志與集中力。雖然心理獎勵不花錢，但他人對自己的評價是他人的行為，自己無法控制，而你也不可能強迫同事誇獎自己。
其實有兩個方法打造「獲得誇獎」的條件，只是需要一點時間。第一就是**盡量別跟喜歡否定的人來往**，尤其是喜歡雞蛋裡挑骨頭的人。
另一點就是**主動「誇獎別人」**。如果自己不採取任何行動，別人也沒

理由誇獎自己。除了同事之外，多看看老闆與家人的優點，多說正面的話，營造一個「正面評價」的環境，長久累積下來才能獲得他人讚美，提升集中力。

醫師的話

多做讓人誇獎的事情，才能獲得獎勵，提升集中力

- 平時多誇獎他人，並多認識會誇獎自己的人
- 跟否定派的人保持距離
- 被誇獎很開心，就要禮尚往來

5 向職業運動員學習一星期、一個月、一年的節奏

◆──職業運動員是學習專注的好典範

你覺得自己可以專心多久？應該不會太久，十五分鐘，三十分鐘，頂多一小時。

但是**每個職業都要求不同的專心密度與專心長度**。職棒選手就是很好的例子，先發投手、中繼投手與救援投手的專注程度就不一樣。先發投手要有耐力可以投完好幾局，救援投手要非常專心，不能丟掉任何一分。

我們看一場球賽，看的只是幾顆球、幾個打者，但是對職棒選手來說，必須整個球季都維持在最佳狀況。只把一場比賽打得好，其他都打不好也是不行的。說得更殘酷點，只有兩、三個球季打得好，也算不上真正的職棒選手。我想說的是每個人要按照自己的工作內容，來決定該有的專注節

奏。沒頭沒腦就說「我要專心一小時」，真是大大浪費了你的集中力。

◆——你需要三種時間軸來提升集中力

我們前面探討過一天單位的專心節奏，接下來要參考職業運動員的注意力節奏，套用到一般人身上。

首先是「一天」，基本上我們不可能一整天都專心工作，就算只撐八小時都辦不到。所以必須故意在某個時段降低注意力，這也就是所謂的休息。

「我今天要專心一整天！」聽來志氣比天高，可惜還是空談。**比較合理的作法是安排降低注意力的時段，其他關鍵時刻才發揮注意力完成工作。**

午休時間，通勤時間，實在專心不起來的開會時間……這些都是降低注意力的絕佳時機。

其實**也可以利用這個思維來安排一週的節奏**。藍色星期一的上午特別沒精神，星期三小週末就是不想動，星期五精疲力盡，應酬或出差的隔天真的很累，每個人多少都有這種注意力低落的日子。我以前碰到星期五都特別開心，因為週末要到了，但是最近星期五總是疲勞大爆發，工作不甚順利。仔細想想，發現星期二是工作效率最好的日子。

接著拉長到以月為單位，關鍵就是**先找出需要專心的日期**，比方說「這件事要在期限前一週做到某個程度，所以這一週要特別專心」。

女性還要考慮生理期這個重要因素，生理期容易出現焦慮、疲憊、想睡等現象，連現代醫學也很難控制。生理期間不容易專心，但其他健康時期就該盡量安排重要事項。目前社會還是以男性為主，對女性不夠體貼，希望大家安排時程都能考慮到身邊的其他人。

◆——只要目標明確，甚至可以持續專注、持續努力一整年

最後是應用題。偶爾可以想像一下一整年的專注行程，方法是**敲定不遠將來的目標**，例如考生希望大考前半年的模擬考可以拿到高分，大考前三個月已有實力可以考到高一點的志願。

不需要參加入學考試的社會人士，若要安排一年的行程，常常就會慌了手腳。但是無論什麼工作，每年一定都有與大考一樣重要的行程。比方說過年、公司結算、報稅等。

碰到這些重要時期總是兵荒馬亂，不得不專心處理，但迫在眉睫了才努力專心並不是最好的方法。如果希望順利度過這些時期，應該盡量未雨綢繆，提早安排行程，避免把寶貴的注意力浪費在兵荒馬亂上。

醫師的話

向運動員學習調整注意力

- 刻意安排降低注意力的時段
- 以週單位來說，就是決定專心的日子
- 以年單位來說，就是找到明確目標

6

決定適當的時間限制，創造高密度的集中力

◆——只有「時限」還不夠

幾乎每一本談注意力的書都會提到「時限」。

這些書經常提到緊張感會產生注意力（例如「必須在時限內完成」），也提到如何決定時限（例如「要在幾天內完成這本題庫」），可見人類的天性就是要有時限的壓力，做事才不會拖泥帶水。

決定時限對注意力來說非常重要，因為時限會產生「時間壓力」（time pressure）。

但是光決定時限（時間區塊）還不夠，同時要決定作業的「內容」與「分量」。而且**應該先決定作業的內容與分量，再決定時限才算合理**。如果作業分量與時間兜不上，對注意力有不良影響。

我們都很清楚，如果一件事情的難度超過自己的能力，就會無法專心，反而開始上網、看郵件、找些別的事情來做。另外工作的分量也很重要，如果目標工作量遠大於時間內可完成的量，人就會自暴自棄，但如果分量太少又反而會偷懶，覺得「這件工作只是小菜一碟」而懶得動手處理。

如果要專心工作或讀書，不僅要決定時間，也要決定內容與分量。**在開始工作之前敲定明確的時間，限縮明確的分量，做好準備才能發揮注意力。**

「開頭的投影片檔案要在三十分鐘內做好。」

「花一個小時做完題庫第五頁到第十頁。」

本書不斷提到工作內容明確有多麼重要，因為我們一定要做好準備才能專心做事。

◆——決定「時限」的訣竅，就是預留「超時」時間

決定做什麼之後，再按照作業的內容與分量決定適當的「時限」，決

定時限並沒有特別的規矩，但我們可以想想有什麼技巧。

現代人諸事纏身，應該經常用下個預定行程來決定當下的行動。

「下午四點要開會，所以四點前要做完。」

「我想要六點下班，所以要及時做完。」

剛才提過，如果工作的內容與分量沒有正確符合時限，工作可能就做不完，或者接近時限的時候威力爆發，做完的時候已經超過時限一點點。

用下個預定行程對自己施壓，進而提升注意力，其實不是個壞方法。時限的壓力會刺激正腎上腺素分泌，但關鍵在於**壓力的程度，必須是「有點急」、「有點緊張」就好**。如果事情很簡單，注意力會保持沉睡，但如果逼你在一兩分鐘之內發揮百分百的注意力，也是難如登天。

這麼看來，我們不應該太輕鬆地估計時限，最理想的方法是按照估計時限扣掉五分鐘。例如原本估計一小時就改成五十五分鐘，原本估計三十分鐘就改成二十五分鐘。

這「五分鐘」並沒有科學根據，有些工作可以多扣到十分鐘，這一扣會讓你覺得難度比較高，但是只扣兩三分鐘就沒什麼感覺。

重申一次，**要按照「內容」與「分量」來決定「時限」**，時限是為了逼你提升注意力，如果工作內容簡單、分量少，或者太過困難而無法完成，時限都會失去意義。

我們要好好利用「時間壓力」。利用手機的計時APP是個好方法，也可以**買個時間顯示特別大的專用計時器**，價錢不用貴，可以是數位也可以是類比，自己喜歡就好。而把設定「專心計時器」變成你的「預備動作」，就是更聰明、更合理的專心技巧。

醫師的話

分配時間與作業分量，做好「專心的準備」

- 利用計時器妥善分配時間
- 規定每天要花幾小時完成幾頁，並且每兩小時檢查成果

7 「作業亢奮」的效果，可以讓你「再撐一下子」

◆——利用「作業亢奮」的長處，讓你「再撐一下子」

很多主張毅力至上的人喜歡說「再撐一下子！」而實際上只要用對方法，這種老派的毅力口號也可以成為專心致志的強力手段。

「再撐一下子」其實是一種獲得科學證實的大腦機制，稱為「**作業亢奮**」。據說是德國精神科醫師艾米爾．克雷培林發現的。

克雷培林打造了近代精神醫學的基礎，幾乎每本精神科教科書都會提到他。克雷培林的成就不僅限於醫學，日本也有人利用克雷培林發明的作業曲線，研發出適職測驗項目「內田克雷培林檢查」。

可能有些人見過內田克雷培林精神檢查。那是一張紙，上面寫了許多數字，你必須把相鄰的兩個數字相加，寫出下一位數的數字。測驗分前半與後半，各十五分鐘，做起來相當漫長。

實際接受測驗的人一定會覺得乏味，而光聽測驗內容也覺得簡單又無聊。

但有趣的是，**受試者一開始做得心有不甘，但愈做就愈投入，速度愈來愈快，正確性也愈來愈高，這個現象就稱為「作業亢奮」**。各位應該都有類似經驗，打掃、念書、工作這些事情一開始都讓你提不起勁，但做下去就無法自拔。

作業亢奮的原理，是多巴胺刺激大腦獎勵系統中的「伏隔核」。

伏隔核的特色是需要一定程度的刺激才會活化，可以說它慢熱，也就**因為它慢熱，我們才需要時間提升注意力。**

而且即使一開始不想做，做完了依然會有成就感，成就感會刺激大腦的獎勵系統，提升鬥志與集中力。

◆──「積沙成塔」與集中力的複利效果

我們都需要一點時間來發揮注意力，但不能因此想說「反正要花時間，我就把時限訂得鬆一些」，這可能反而讓自己偷懶，喪失注意力。

作業亢奮最強的時候，也是注意力最高的時間，正是工作後半到結束這段時間。工作都要結束了，注意力才達到巔峰，聽起來真浪費。

「我好想收工，但是再撐一下好了。」

「我好累，但是再拚一下子好了。」

像這樣就是注意力最高的狀態。

關鍵在於「不要拚過頭」。克雷培林發現了作業亢奮，也同時發現作業亢奮並不持久，如果撐了太久，效率會迅速降低，疲勞迅速累積，反而更容易失敗。為了「再撐一下子」而導致過勞、睡眠不足，就是本末倒置了。

讓我用個抽象的方法來解釋，原本打算做到「一」，最後撐到「一・〇一」，就已經是很了不起的複利。假設一年三百六十五天都做到「一」，

那麼

$1^{365} = 1$

但是一整年都做到一・〇一，就是

$(1.01)^{365} = 37.7834343329$

可見只要每天都撐到一・〇一就夠了。每天都想拚到一・五，二，甚至十，從腦科學觀點來看完全無益於專注。

醫師的話

「再撐一下子」很重要，「別撐過頭」也很重要

- 一旦做上癮，就再撐一下子
- 目標是多做百分之一

第4章

在網路時代維持集中力的五大訣竅

1

提升效率的行動工具，反而會大大降低集中力

◆——高科技反而會降低集中力

「我的手機在響？」

很多人應該都有類似的經驗：以為手機在響而連忙拿出來看，結果沒有來電也沒有簡訊。以為是自己的錯覺，卻又擔心放回去會錯過什麼，結果注意力就變得渙散。

這種現象還沒有正式名稱，但是應該可以管它叫「**幻想震動症候群**」（phantom vibration syndrome）。

「我在等一通公務電話。」這種緊張狀況還可以理解，但是我們不可能隨時都在等公務電話，其實九成都是等社群網站的資訊更新。

現代社會的社群網站太過發達，造成民眾開始擔憂一些不重要的資訊。

想必很多人都會擔心自己要是晚回覆別人的郵件或貼文，就會被自己的社會團體冷落排擠。**這種惶恐造成民眾過度依賴社群網站，也就打亂了注意力。**

「手機隨時收信，可以提升工作效率。」

「安裝這個 APP 可以幫忙處理工作。」

「利用平板電腦來處理公務。」

智慧型手機與平板愈來愈普及，取代了個人電腦在學習、工作與休閒上的地位，可能就有讀者耳朵掛著 iPod 聽音樂，身邊的手機開著社群網站，手上還正看著本書。

行動工具帶來了方便，是現代人不可或缺的必需品，甚至有人少了行動工具就做不了事，過不了活。

但是**這些方便的高科技，也經常破壞現代人的注意力**。

筆記型電腦勉強可以塞進公事包，但是不能像手機一樣塞進口袋。我們偶爾看見有人在電車上使用筆電，但絕對不是多數，因為你要從包包裡掏出筆電，還要花時間等它開機。這些因素讓筆記型電腦被局限在桌上使用。

但是手機與平板都很容易掏出來，開機也不花多少時間，只要有電，隨時隨地都能使用。所以大家時常趁著念書、工作、做家事的空檔拿起手機玩兩下，而**每次拿手機來玩，你就打斷了自己的注意力。**

◆——連線要煩惱，離線也要煩惱

焦慮是注意力的大敵，現代人有一種前所未有的焦慮，就是網路與社群網站的焦慮。

日本曾經發生過嚴重的「LINE霸凌」，原因是看了訊息卻沒有立刻回覆的「已讀不回」。臉書和推特雖然不像LINE那麼即時，但也有人整天在意貼文內容。

現代人身邊充滿了提升效率的方便設備，矛盾的是**這些設備反而降低了人的注意力。**

我做了一張檢查表，讓讀者看看網路與社群網站是否降低了你的注意力。檢查表並沒有明確規定「得幾分就是網路成癮」，不過要是符合三項以上，你的注意力可能已經被行動工具給影響了。

醫師的話

請檢查你對行動工具的依賴程度

□感覺無法克制自己使用手機
□感覺自己太常用手機
□社群網路的朋友重於現實朋友
□親友曾經說你太常用手機
□沒有手機就會焦慮
□不去沒有網路的地方旅行
□曾經因為網路或手機與親友吵架
□偶爾發生幻想震動症候群（誤以為手機震動）

2

當文件變成郵件……文書工作雜亂無章的陷阱

◆——郵件會打斷集中力

上一個世代的文書工作是類比工作：用筆寫字，用計算機算數，把文件裝到信封裡。如果說有什麼事情會打斷工作，就是主管、同事叫你做事，或者有人打電話來。

現代辦公室幾乎每張桌子上都有電腦，無論寫字、計算、書信都在電腦螢幕上解決，乍看之下真是方便。

但是電腦也有許多陷阱，讓你變得散漫、缺乏注意力。

比方說，**郵件就經常打斷人們念書與工作的注意力**。工作到一半突然看到信箱有新信件通知，就忍不住要回信。如果郵件的內容可以馬上回覆倒也還好，但如果需要向他人確認才能回覆，或是當下無法回覆的事情，就會在腦袋裡揮之不去，打斷好不容易激發出來的注意力。

然而網路時代的人難免要處理郵件，如果覺得一時不能回覆就暫時放著不管，雪片般飛來的郵件會把自己壓垮。我就有些病患被郵件壓垮，挖苦自己是個「郵件憂鬱症患者」。

臉書和推特屬於私人網路，比較容易公私分明，但是郵件通常都是要事，難免打斷你的注意力。

後面會詳細說明處理郵件的技巧，**比較實際的做法是設定一個時段，統一處理所有郵件**。逐一回覆雪片般的郵件，絕對無法維持你的注意力。

◆──這種桌面逼你不斷執行文書工作

危險的不僅是郵件。嚴格來說，幾乎所有工作都可以在電腦上完成，包括製作文件、試算表、提案投影片、上網、調整行程、安排工作、看影片、聽音樂等。或許有人會用雲端連接手機隨身攜帶，但大多數人都還是會有電腦主機。

有人會用電腦進行我沒提到的其他工作，造成多工，但是第一章已經說過，**不斷切換工作項目的多工行為會使注意力渙散**。

類比時代要切換工作項目比較費時，要從架上找出文件，找到文件還要找文具。如果又要寫文件，又要算數字，又要準備其他文件，辦公桌的空間就不夠用了。

但是電腦桌面要開多少文件都行，文件檔、試算表、投影片、瀏覽器、郵件、行程表、待辦事項……我想肯定有人在工作時，什麼程式都打開了。同時開啟許多程式，不僅會消耗過多記憶體，影響電腦運算表現，還可能**降低電腦使用者本身的處理能力**。

類比時代切換工作項目很麻煩，但是電腦只要點個滑鼠就好，結果反而引誘人不斷切換工作項目，造成注意力渙散的風險。

桌面上有一大堆圖標的人，請先試著減少桌面圖標。習慣同時開一大堆文件與程式的人，請一次只開一個要用到的程式。

醫師的話

一件事情做到段落再換另一件

- 整理桌面的圖標
- 不要同時啟許多文件
- 郵件不要來一封回一封，找個時段統一回覆
- 只開當下要用的程式

3

「邊做事邊上網」容易讓工作拖泥帶水

◆——網路上的多工會降低思考能力

「邊念書邊看LINE真的沒辦法專心。」

「事情做煩了就想看臉書，結果更浪費時間。」

應該很多人有這樣的切身之痛。網路專家們一致認為，**工作中上網玩手機（上網多工）的缺點多於優點**。

傳統的多工只是邊聽音樂邊做事，但現代人邊上網邊做事，或者邊玩遊戲邊做事，會明顯降低效率。

「做事玩手機」、「做事上網」的缺點簡直罄竹難書。北卡羅來納大學的克里斯多福・魯丁斯博士，整理出上網多工的弊病。

最嚴重的就是無法專心，無法做決定，思考能力遲鈍。過度依賴網路與社群網站，會讓注意力偏離真正該專心的正事，造成渙散。而且還容易過度攝取咖啡因，造成睡眠不足。

魯丁斯博士表示：「喜歡多工的人容易被媒體資訊轉移注意力，反之，不常多工的人，只要發現注意力開始轉移就會主動控制回來。」感覺自己必須同時做很多事情的急驚風讀者，最好留意自己是不是有多工的問題。

◆——網路成癮的陷阱

「網路成癮」已經成了社會問題，原本的成癮是無所事事地掛在網上到處瀏覽，現在則是社群網站成癮，迷上貼文與回文而無法自拔。

網路成癮通常是指長時間使用網路，不用網路就會心神不寧，又無法靠自己的意志力戒除網路。這種成癮純粹由網路造成，與藥物、酒精無關。

社會創造了「網路成癮」這個名詞並四處流傳，醫界一直討論怎樣的程度才算網路成癮，後來諾丁漢特倫特大學的馬克·格里菲斯教授提出了六個判斷標準。

①明顯度：網路支配了生活、思維與行動

②心情變化：只要一上網就會亢奮

③抗性：亢奮造成網路使用量愈來愈高

④戒斷症狀：一旦不使用網路就會心情惡劣，甚至身體不適

⑤矛盾：網路上的表現與日常生活（工作、社會關係、興趣等）相反

⑥復發：即使控制數年，最後還是回到原本的行動模式

不用說，一到六全都會妨礙注意力。

「工作中必須上網查資料。」

「工作中需要連上雲端平臺。」

現代的商務型態肯定無法避免使用網路，但請讀者千萬記住，上網多工不僅會降低注意力，還可能引發網路成癮。**在這個容易掉入多工陷阱的年代，專心處理一件事才是基本原則。**

醫師的話

不要什麼都做一下，規定自己「幾點之前做這件事」

・現代人容易流於多工

・若你是喜歡什麼都做一下的急驚風，請試著一個時段只做一件事

・工作或念書時避免使用手機與網路

4 如何避免「電子郵件」、「社群網站」打斷集中力

◆——決定檢查郵件的時段

前面提到「作業亢奮」這個名詞，讀者是否還記得？意思是剛開始不想做的事情，做久了就會沉迷，我個人最近感受到的作業亢奮則是擦鞋。

人的注意力與鬥志並不會突然提升，換句話說，要花點時間才能產生作業亢奮。**不同的作業內容與個人差異，都會影響準備時間的長短。**

有人懂得利用作業亢奮維持注意力，並且獲得成果。但讀者也清楚，不斷回覆郵件會打斷你的注意力。

無論馬上回或等等回，郵件都會打斷注意力，我認為應該沒幾個人能夠迅速回完郵件，轉頭又完全專心處理工作。

先看過郵件再思考怎麼回覆，其實也幫不了多少忙，因為你會擔心「是

不是該馬上回比較好」、「還是思考一下再回」、「還是問過老闆再回」結果重複看同一封郵件，浪費時間。

郵件不像LINE這種聊天軟體那麼即時，是一種可以保留的通訊手段，只要利用這個特色，就能大大避免郵件打斷注意力。詳細的方法就和「網路、社群網站休息時段」一樣，後面會解釋。簡單來說就是**先決定一個時段，長度大約十到十五分鐘，專心地回覆郵件**。

時段愈明確愈有效，例如「早餐之前花十分鐘看郵件」、「傍晚喝咖啡的時候花十五分鐘看郵件」，其他時段基本上都不要開信箱。

◆——社群網站比郵件更容易上癮

郵件能快點回當然好，但晚點回也沒關係。臉書貼文也沒人規定要馬上回應。

但是聊天室、LINE之類的軟體就不太一樣，它們的回應不需要太長，但是講究迅速，回應速度甚至與普通對話相當。

有人認為這種接近「即時」的溝通工具，比電子郵件更容易上癮，就好像馬上見效的猛藥，比慢慢見效的普通藥更容易上癮。

有人每兩、三分鐘就會拿手機來看，或者開電腦工作卻常常檢查信箱。我建議這種人可以**每三十分鐘就設定一分鐘的「網路時間」**。

也就是關掉手機電源，把手機放進抽屜或包包專心工作，做了三十分鐘之後才能花一分鐘上網看社群網站，**這個做法的關鍵是嚴格遵守「網路時間」**。

若要避免社群網站打斷注意力，方法類似治療網路成癮，基礎是參考郵件處理，**決定一個「社群網站休息時段」**。

或者使用某些可以強制隔離社群網站，或限制上網時間的APP，比方說Google Chrome就有一個擴充功能叫做「StayFocused」。StayFocused可以針對某個網站設定每天的瀏覽時間，一旦超過時間就會限制存取，當天無法再看這個網站。

應用程式日新月異，就算我介紹再多，三兩下就會過時。不過容易社群網站成癮的現代人，至少應該知道有這種擴充功能與應用程式可以利用。

醫師的話

限制看郵件與逛社群網站的時間，掌控你的「作業亢奮」

- 注意力一旦被郵件打斷，就不容易恢復
- 決定出特定時段來檢查郵件
- 網路遊戲容易成癮，很難戒除
- 選擇特定時段逛社群網站
- 使用APP限制逛社群網站的時間

5 飛機、電影院、演唱會……珍惜可以長時間脫離網路的時光

◆——不能上網的地方反而罕見

或許有人這一章看下來覺得：「我可能網路成癮了……」你只要上網就能找到一大堆網路成癮的檢查表，日本的國立醫療機構・久里濱醫療中心是日本網路成癮研究的領頭羊，它的官網可以下載國際標準的網路成癮程度檢查表。

不過，我們有個簡單的方法可以取代複雜的檢查表。

「你能不能不帶手機，出門兩小時？」

冷靜想想，兩小時不上網、不看社群網站其實不會有什麼大問題，但實際上應該有很多人就算出了門，滿腦子還是想著社群網站。老實說我也沒信心自己能冷靜度過沒有網路的兩個小時。

難道社群網站和智慧型手機已經像空氣、水一樣不可或缺了嗎？我們沒有空氣或水當然無法專心，但是社群網站和網路畢竟不是空氣或水，沒有網路還是可以過生活，網路並非不可或缺的東西，甚至壞處還多過好處。

以前日本城市裡的地鐵沒有收訊，搭地鐵的時候不能用手機也不能上網，是個練習戒斷網路的好時機。但是二〇一三年三月起，東京地鐵全線都能使用手機，從此在地鐵裡上網就像呼吸一樣簡單。

在獲得方便的同時，人們肯定也更加無法忍受「斷線」的狀況。難道我們無論去哪裡都要找訊號，無法忍受一刻的「斷線」？

◆——珍惜「離線時光」

換個角度來看，我們或許成了「訊號的奴隸」，現代人的生活就是不斷注意有沒有訊號。我們爸媽那一代看到這種「為了網路而活」的人生，肯定會覺得不對勁。

如果你被手機分散注意力，變得渙散不專心，那麼人家笑你是網路奴隸，你也無從反駁。想要脫離網路奴隸的身分，必須練習如何「離線」，而**維持集中力的關鍵，就是確保一段完整的「離線時光」**。

我們身邊有許多電影、演唱會、舞臺劇之類的娛樂，有人參加這些活動還是開手機，只是轉成震動，但這可是完全脫離網路訊號的絕佳時機，參加期間請務必關掉手機電源。

另一個「離線空間」，就是飛機。目前飛機上禁止使用電子儀器，有些飛機雖然可以使用無線網路，但原則上還是不准打電話或上網。

搭飛機是交替感受「連線」與「離線」的絕佳機會。

如果讀者有機會搭飛機出差，請利用這個機會鍛鍊你的注意力。利用飛機不能上網的時段辦公或休息，是平時上班很難得的機會。

安排脫離網路的時間，代表你有機會擺脫破壞注意力的邪惡網路。除了我舉的例子之外，上美容院或許也是個好機會。**別因為「不能上網」而不滿，要珍惜「不能上網」的時間。**

醫師的話

「練習離線」是專心的第一步

- 重新思考「隨時能上線」究竟好不好
- 試著不帶手機出門兩小時
- 試著去電影院看電影，或是聽現場演奏會
- 搭飛機是擺脫手機的絕佳時機
- 當你覺得沒有手機會焦慮，就可能是網路成癮

第5章

強化集中力的八個生活習慣

1

「每天吃早餐」是專注的第一步

◆——早餐可以喚醒身體與大腦

我們在生理時鐘的部分就說過早餐很重要，一定要吃。大腦利用葡萄糖產生能量，想也知道剛起床當然要補充葡萄糖。

但是很多人明明知道早餐的重要性，還是沒能每天吃早餐。

「我不知道早餐要吃什麼。」

「早上懶洋洋的，沒胃口。」

我常聽人這麼說。

先想想早餐的內容吧。雖然說葡萄糖真的很重要，但不代表早上光吃甜滋滋的糖質食物就好。

結論是**不要只吃糖分，還要均衡攝取蛋白質和脂肪**。只吃一個麵包或一個飯糰或許也比不吃好，但是算不上營養充分。

二〇〇七年，日本大塚製藥的樋口知子研究員，率領團隊研究早餐內容與當天注意力的關聯性，並將結果發表在日本臨床營養學會期刊上。內容是將受試者分為以下四組，研究當天的注意力與疲勞度。

四組的早餐內容如下：

① **西式早餐**（吐司麵包、水煮蛋、沙拉、優格）
② **CalorieMate**（日本大塚製藥生產的能量補充食品）
③ **沒有餡的飯糰**
④ **不吃早餐**

第一到第三組的攝取熱量設定得差不多。

結果第一組與第二組的體溫上升幅度高於第三組與第四組，當天工作效率也比較高，也就是以科學證實了**營養均衡的早餐有利於發揮集中力**。

◆——安排簡單方便又能每天吃的早餐

下一個問題是有些人明知道早餐很重要，卻無法每天吃早餐，例如「早上沒精神也沒胃口」、「剛起床腦袋還沒清醒，不想吃早餐」、「睡到快遲到，時間只夠吃一顆飯糰」。

如果你早上精神差到沒辦法吃早餐，請檢討你的夜間生活有沒有問題。是不是熬夜或睡前吃消夜打亂了生理時鐘，早上才不想吃早餐？早餐沒吃，午餐跟消夜就要吃得更多，吃得更晚，早上也就更不舒服。

早上精神差的人不需要吃太多早餐，只要**起床後一小時之內吃少量但均衡的早餐就好。**

◆——麥片、優格、水果是優良早餐

要是家裡有人幫忙做早餐就太棒了。但是獨居或雙薪家庭應該很難自己準備早餐，像我就是其中之一。

最近外食的早餐內容愈來愈豐富，有日式、西式的各種早餐，任君選擇，吃外食就不需要自己準備。但是應該還有些人認為外食花時間，希望在辦公室或家裡吃。

我個人最近都是吃西式早餐，**麥片加優格配葡萄柚汁或柳橙汁。除了麥片也可以考慮玉米片**，都是穀類的加工食品。麥片應該是最容易準備，營養又最均衡的早餐食品，最近市面上還有加入乾燥的水果和堅果的口味，營養一樣相當優秀。

起床後一小時之內要吃營養均衡的早餐，只要遵守這個原則，內容怎麼安排都行。然後早餐要每天吃，**養成良好的飲食習慣才有好的集中力。**

醫師的話

早餐是集中力的根源，一定要吃

- 起床後一小時之內要吃早餐
- 不要只吃飯或麵包，最好加上雞蛋與沙拉
- 吃麥片，簡單又營養

2 養成運動習慣就能提升集中力

◆——運動的時候可以專心做其他事情？

去健身房，總會看到有人邊騎健身車邊看書，你會不會懷疑他們其實無法專心？

實際上「運動與專心」究竟有何關聯？

首先來探討邊運動邊動腦做其他事情究竟好不好。**如果只是看看雜誌，做些簡單的判斷與閱讀，那麼搭配適度運動會比靜靜坐著要好**。當然我不是說要跑百米或馬拉松之類的激烈運動，而是健身車之類的輕度運動，美國伊利諾大學的研究團隊就提出報告，指出邊做簡單運動邊回答電腦螢幕上的問題，成績會比坐著不動要好。

所以當你發現注意力正在降低，**可以試著站起來做事甚至邊走邊做事，**

來維持你的注意力（當然也取決於做事的內容是否適合）。

但是運動的重要性並不只是這樣臨陣磨槍。運動確實可以提升當下的集中力，讓心情更舒暢，而靜靜坐著開會只會讓人想睡，並且失去創意。然而活動身體刺激大腦清醒，畢竟只是運動的「急性」效果。

◆——運動習慣可以給你持續的集中力

我們更應該了解運動的「慢性」效果，運動確實可以影響人的情緒，但是運動強度該多高？頻率要多少？提示就在憂鬱症的運動療法之中。

憂鬱症有一種「運動療法」，大多數研究結果都出自美國，研究的共同結果是**每週運動三到四次（會流汗的強度），並且持續三到六個月，才有治療成果**。

我們知道運動可以刺激大腦的血清素受體活動，心情因此舒暢，減輕憂鬱。動物實驗則顯示**運動可以刺激大腦分泌神經的養分**（腦衍生神經滋長因子BDNF），**強化腦神經的結合**。

腦神經的變化不是一天兩天就會出現，必須養成運動習慣，慢慢改變大腦。

◆——專注需要強弱交替、節奏與體力

習慣與節奏的關係密不可分。人一天的活動有強有弱，關鍵是白天要清醒，晚上要放鬆。**白天可以靠著行動來消耗能量，提神醒腦，最自然的行動就是運動。**

我們出生在現代社會，有人白天靠咖啡因提神，晚上靠安眠藥入睡，這當然是不自然的生活。

一般人以為注意力是大腦的事情，類似氣勢與鬥志，除了腦之外都不用考慮，但請注意一個顯而易見的事實：專注也需要「體力」。

慢跑、健走之類的有氧運動，可以有效活化大腦、提升注意力。每週慢跑三、四次肯定能養成運動習慣，如果真的沒有時間跑那麼多次，至少要在週末安排運動時間。平時則在公司爬樓梯，通勤時間多走路，**將運動**

自然而然地融入日常生活中，這也是很好的運動習慣。

醫師的話

養成運動習慣，可以提升大腦清醒程度

- 體力是專注的重要基礎
- 做事搭配輕鬆運動更容易專心
- 生活不該閉門造車，要有節奏，強弱交替

3 習慣週末睡到飽的人，平日請務必提早三十分鐘就寢

◆——經常性的「時差渙散」會降低動力

放假會比平時多睡三小時以上的人，平時的注意力很可能相當渙散。

前面說過「睡不飽是注意力的大敵」，很多人平時睡不飽，假日就一次睡很久，希望能還睡眠債。

然而「平時睡不飽，假日可以一次睡回來」這個思維基本上就錯了，**睡眠只能欠卻不能還，會虧卻不會賺**。

比方說大家應該都有這樣的經驗——星期天睡到中午，當天晚上就很難入睡。星期天晚上睡不著，是不是很煩惱呢？

結果星期天晚上晚睡，隔天星期一還是要早起，這個晚上的睡眠時間不夠，造成星期一的生理與心理都疲憊不堪。

每週末都出現時差，對維持生理時鐘來說相當不妙，**星期一的沉重疲憊一路延續到星期二、星期三，一定很難專心做事**。如果平時無法發揮原有的本事，人生未免太過浪費。

◆——口訣是比前一天提早三十分鐘

當我對病患或同事這麼說，他們總是回答：「如果平日能早睡，我哪還要煩惱？」

沒錯，我可以建議「至少半夜十二點要睡」、「試著比平常早睡一小時」，但是對方聽了也是馬耳東風，心想反正辦不到，乾脆連試都放棄去試。**我沒有規定週末應該多睡多久，但如果多睡超過三小時，應該會打亂生理時鐘**。至少避免多睡兩小時以上，才能避免痛苦星期一。

把三小時除以五個上班日，一八〇分鐘除以五等於三十六分鐘。

三十六分鐘有點不好算，那就請**你試著每天比前一天早睡半小時吧**？

應該有不少人認為晚上的一小時相當珍貴，就算只是掛網發呆，看電視當沙發馬鈴薯，都是珍貴的休息時光。要把這一小時的休息時光拿來睡覺多浪費？還是多放空一下好！這種心情我也理解。

我個人認為「早睡一小時」對剛開始努力的人來說門檻太高，三十分鐘應該是可以試試看的長度吧。

如果有讀者連半小時都覺得可惜，先從十五分鐘開始也沒關係。所謂積沙成塔，每天睡眠不足就像溫水煮青蛙，會慢慢累積大腦與身體的傷害。如果你認為星期一特別累，特別無法專心，應該檢討自己平日是否睡眠不足。

醫師的話

睡眠債可以欠，但還不了

· 睡眠節奏正常，工作能力就會提升
· 從早睡十五分鐘開始，慢慢加長到三十分鐘、四十五分鐘
· 睡前最好禁止自己上網

4

「小睡十五分鐘」可以讓疲憊的大腦復活

◆——在想睡的時段小睡片刻，效果較好

前面說到平時早睡三十分鐘彌補睡眠不足的方法，或許還是有人覺得辦不到，因為理論與現實總是難以兩全。

其實有個方法，真的只要睡十五分鐘就能恢復注意力，就是第二章稍微提過的**「小睡」十五分鐘**。

人想睡的機制有兩個，一個是睡不飽所以想睡，另一個是生理時鐘進入想睡的時段而想睡。

生理時鐘最想睡的時段當然就是晚上，但是下**午一點到三點，生理時鐘也會進入想睡時段**。我們可以靠小睡來彌補睡不飽的問題。

根據許多研究，最佳的小睡時間是十五到三十分鐘，如果希望速戰速

決，最短就是十五分鐘，科學也證實十五分鐘就會開始進入非快速動眼期睡眠的第二階段。

非快速動眼期睡眠有四個階段，數字愈大的睡眠深度愈深。第一、第二階段屬於淺層睡眠，第三與第四階段屬於深層睡眠，深層睡眠時的腦波比較緩慢，所以也稱為「慢波睡眠」。

如果小睡睡到第三、第四階段那麼熟，睡醒之後腦袋會迷糊一段時間，注意力反而降低，所以**最好的小睡是在淺層睡眠階段就醒來**。

◆——如果希望提升集中力，最少需要「十五分鐘」

但是睡太淺（只到第一階段）就起來，休息效果也不夠好，**小睡要睡得好，前提是稍微進入第二階段的非快速動眼期睡眠**。

許多實驗結果顯示，進入第二階段的小睡可以提升下午的工作效率，提升集中力，但問題來了。

「要睡幾分鐘才會進入第二階段？」

這點真的是因人而異，通常十分鐘太短，但睡二十分鐘就會進入第二階段，所以我取中間值十五分鐘。

當然不需要剛剛好十五分鐘，只要在進入深層睡眠之前醒來就沒問題。沒有科學證據證實進入第一階段就醒來的超短小睡（如一分鐘小睡，三分鐘小睡，五分鐘小睡）能夠解決睡眠不足，恢復下午的注意力。不過現代人有網路、手機等大量視覺刺激，我認為**就算只是幾分鐘的「冥想」、「發呆」，短暫隔絕視覺刺激，應該也有點休息與恢復注意力的效果**。

目前還不清楚第一階段睡眠的科學效用，或許日後會有人證實它的提神效果。

「我連十五分鐘都沒得睡。」

「怕睡了被別人閒話。」

有這種煩惱的人，至少可以趁午休時間閉上眼發呆幾分鐘吧。短時間完全中斷工作閉目養神，至少比散漫地硬撐一個下午更能恢復注意力。

醫師的話

下午兩點左右小睡可以恢復集中力

- 白天想睡是生理時鐘的影響
- 小睡包含非快速動眼期睡眠第二階段（淺層睡眠）
- 沒時間小睡，閉目養神幾分鐘也行

5

深呼吸可以提升集中力

◆——太緊張的時候，就需要「鬆口氣」

「打起精神！」

「全心投這一球！」

一想到專心，我們就會同時綳緊身體，但是**從醫學觀點來看，專心反而是一種「放鬆」行為**。就好像棒球的投手，投得太用力球就會飛太高。

如果現在必須專心，當然也代表會緊張。

「今天之內一定要完成。」

「現在沒時間輕鬆。」

這種時候通常心裡緊張，身體卻不太採取行動，或者忍不住做起別的事情。心理焦慮會無意識地刺激交感神經（身體的油門），結果使我們心跳加速，胸口苦悶，坐立難安。

碰到緊要關頭，反而應該刺激副交感神經（身體的煞車）才更容易專心。刺激副交感神經最簡單的方法就是深呼吸，很多運動員在正式比賽之前都會深呼吸，基本原則是一樣的。

如果太過焦慮，呼吸速度加快，反而會緊張得無法專心。呼吸太快會刺激交感神經多過副交感神經，造成反效果。

◆──「吐氣」是提升集中力的關鍵

深呼吸的訣竅是盡量拉長吐氣時間，這麼做可以提升副交感神經的功能，提升注意力。**吐氣時間並沒有特別的規定，如果吸氣兩到三秒，吐氣大概是十到十五秒。**

你也不需要計時器或沙漏，最簡單的方法就是自己數數字，還可以排除多餘的雜念。次數可以看時間決定，只要能深呼吸五到十次，身體就會出現明顯變化。

規律的呼吸運動可以促進血清素分泌，減輕焦慮。深呼吸看來是為了放鬆而不是為了專心，但實際上當你充滿焦慮與恐懼，深呼吸絕對比幫自己加油打氣更為合理。

深呼吸能夠讓人專心，而且最大的好處是不需要任何裝備，隨時隨地都可以進行。「加油打氣」這個詞的意思有點不清不楚，不知道實際上該怎麼做，或許可以喝杯咖啡？但別忘了過度依賴咖啡因是有害的。

深呼吸非常簡單，連小孩子都會，但或許就是因為太簡單才被人忽略。有些缺乏科學證實的偏方習慣可以不用嘗試，但是深呼吸可是根據生理現象所發展的技巧，不用就虧大了。

當你覺得怎樣都無法專心，請挪出時間來深呼吸，不僅可以擺脫拖泥帶水、渙散怠惰的問題，還對健康有幫助呢。

醫師的話

長長地吐氣，可以在短時間內「調適心情」

・緊要關頭愈焦慮，就愈難專心
・發現自己太過緊張，請利用深呼吸幫助自己冷靜下來
・刺激副交感神經，調整狀況

6

「說」與「笑」可以刺激大腦

◆——若執行難度不高的工作，同時與他人聊天可以提升集中力

每個人應該都有過這種經驗：明明沒有睡不飽的問題，但獨自做事或念書久了就是想睡。或者參加無聊的會議，聽無聊的講座，即使前一天睡得很飽，久了一樣覺得睏。

人類的注意力難免會受到好惡、關切重點的影響，喜歡的事情可以專心做，不喜歡的事情就無法專心。

但話說回來，總是那些「不想做的事」、「不想碰的事」、「不得不做卻讓人不開心的事」特別需要專心。一個人做這樣的事情，難免會注意力渙散、胡思亂想、想睡覺。

我們說過溝通對生理時鐘很重要，其實說與笑還可以維持你的注意力。**找別人聊天乍看之下好像會妨礙專注，但實際上有正面的功效。**

第一個好處，就是碰上剛才說的獨立工作、無聊會議時，聊天可以增加刺激，避免注意力降低。

我們當然不能邊聊天邊工作，但是當你發現自己「注意力降低」、「想睡覺」、「想做點別的事情」，請試著在不妨礙對方的前提之下找別人聊天交流。

◆——說與笑可以調適心情

找人聊天請注意不要流於抱怨，要盡量減少語氣中的負面情緒，例如「做起來不太順」、「糟糕，不專心的話會做不完」等。正面的內容才有助於調適心情，同時也是提醒自己「不可以抱怨」。

但是也不要聊得拖泥帶水，逃避現實，畢竟對方肯定有事情要做，當然是能夠快點聊完最好。另外別只是訴說自己的不滿，最好能帶對方一起抱怨（例如「我也做得不是很順」）才能增加參與感。

或許考生最擅長這招——準備不拿手的科目，考試過程很痛苦，所以要到處找人吐苦水，才能維持動力，繼續準備考試。

但是當我們出社會，就不太喜歡找人吐苦水了。怕被人發現自己的軟弱，怕給對方添麻煩……但我還是希望大家記得，找人說話可以提升注意力。

更進一步來說，**如果對話過程能穿插著笑聲，注意力會更加提升**。根據我的臨床經驗，笑具有抗憂鬱、抗焦慮的效果。而且笑不僅可以放鬆心情，還可以活動臉部肌肉，對大腦肯定有好處。

社會上應該沒有那麼多會笑的高手，但是對話愈開心，注意力就愈提升。「抱怨工作的時候開心笑」聽起來有點矛盾，但如**果能往這個方向走，對話就能更簡潔，聊完也不會覺得憂鬱。**

醫師的話

碰到不太困難的工作，可以夾雜開心的對話與真心的笑，有助提神醒腦、提升集中力

・感覺集中力降低，就找人隨便聊聊
・分享彼此的焦慮與不滿，可以調適心情
・「笑」可以更加提升集中力

7

「孤獨」與「同儕壓力」有什麼優、缺點？

◆──獨自一人埋頭苦幹，很難控制情緒

上一節說到找別人聊天可以提神醒腦，但是碰到困難的課題可不一定是如此。一個人比較專心，還是一群人比較專心？這可能是永遠無解的問題。注意力這種事情因人而異，有人在小包廂、小空間裡面比較專心，有人喜歡圖書館、咖啡館之類的開放空間，被一群人盯著才不敢偷懶。

朋友或旁人的評論與視線會造成壓力，稱為「同儕壓力」，利用同儕壓力確實是一個好方法。

最常見的方法，就是向眾人宣布「我要考某張證照」，或者在咖啡館、餐廳之類的公共空間念書。考學校也一樣，宣布「我要考上某間學校」，或是在圖書館念書就好。

但是總有不適合這種做法的狀況，比方說下面這些狀況：

「這件事千萬要在一小時之內完成！」

「如果搞砸了，沒趕上，我的社會信用就完了！」

對，就是**生死關頭**的狀況。

人碰到生死關頭就會心跳加速，聽不到周圍的噪音，不管身邊有誰都能專心致志。

但在生死關頭也會對妨礙專注的刺激特別敏感，只要聽到小孩哭聲或大聲閒聊，絕對沒辦法專心。

在生死關頭要專心做事，卻碰到旁人搗亂，你肯定會變得情緒化。在工作來不及的時候聽到小孩子哭就理智斷線，或者好不容易專心做事，親友上前關切卻被你罵得臭頭，或許人在緊要關頭比較沒有辦法控制情緒吧。

◆——有時候「孤獨」才能讓人專注到渾然忘我

如果你完全不想被打擾、被干涉，那肯定需要孤獨。孤獨的原則是排除任何讓你分心的噪音。再舉個準備考試的例子，假設明天就要考試，今天晚上不得不臨時抱佛腳，都已經焦頭爛額了，你絕對不會想跟朋友碰面。

真正的專注或許是一種孤獨的能量，讓你不受同儕壓力的影響。佛羅里達大學心理學院的K．安德斯．艾利遜教授研究了西柏林音樂學院學生的練習狀況，發現頂尖的小提琴練習生比平凡學生更常獨自練習，而且獨自練習的時候最為專注。同儕壓力或許可以維持一定程度的動力與注意力，但**真正讓人渾然忘我的「專心」，或許需要真正莊嚴肅穆的「孤獨」**。

不過長期孤軍奮戰會消磨心力，好的專注應該是隨機應變，有時候利用同儕壓力，有時候處於孤獨環境。

我個人還是認為真正的專注建立在「孤獨」之上，像我自己碰到必須專注的場合，也一定會設法獨處，比方說躲在小房間裡避開他人眼光。如果你想要專心，請挑選適合自己專注的環境。

醫師的話

孤獨會提升專注成果，但會消耗心力

- 極度緊張反而會降低集中力
- 想專注必須控制情緒
- 安靜環境與多人環境交互使用，效果最好

8 快樂的期望永遠不嫌煩

◆——有快樂計畫的人，當下總是更專注

有句話說「**工作能幹的人，個人生活一樣精采**」。

反過來說，不懂得利用假日的人，工作表現通常也不怎麼樣。雖然沒有客觀數據證明這件事，但看看身邊的親友，應該大致符合吧？

如果希望專注時間有良好表現，就要好好安排休息時間。

所以我們要「**安排休息的計畫**」。

我強烈建議讀者在開始專注之前就安排好休息計畫，我想那些能幹的人，都懂得提早安排好假日計畫的優點。

日本有許多長假，像是黃金週、暑假、年假，最近還有九月連假，號稱「白銀週」。而且最近開始推行快樂假日制度，三天連假的次數愈來愈多，

二〇一五年就有六次的三天連假。

我們不可能每次長假都出去玩，但**要是長假都沒有計畫，只是在住家附近閒晃，未免也太過浪費**。

日本政府給民眾這麼多例假日，其實是因為日本特有的風氣——私人企業不太敢放特休，所以不好好利用寶貴的國定假日就太浪費了。

◆——就是忙才要更早決定

問題是很多人沒有事先安排假日計畫，拖到真的要放假了，就自暴自棄地說「反正出門也是人擠人，真是懶得出去」。不安排假日計畫的理由很多，比方說想不到何時該請假，朋友的時間排不定，放假得處理小孩跟家事，但我想**大家沒有先安排假日計畫最大的理由是這個：**

「太忙了，沒空提前安排假日計畫。」

以前日本公司都會舉辦員工旅遊，員工不用自己安排計畫，即使後來個人主義盛行，員工旅遊漸漸式微，只要去旅行社櫃臺詢問，還是有很多方案可以選擇，選了之後交給別人處理就好。

但是現在連旅遊行程都可以客製化，每個人、每個家庭都想要不同的地點、住宿、餐飲、娛樂。網路訂票更加提升了行程客製化的方便性。

但是方便客製化的另一個意思，就是什麼事情都得自己安排，我最近就在計畫全部自己動手上網訂行程。客製化可以符合自己的喜好，但老實說真的有點麻煩。

◆——如何讓「三個月之後」的計畫更有效率、更充實

現在這個時代，或許連安排比較特別的旅行都需要注意力。那乾脆狠下心來，**找一天專心安排安三個月之後的長假要怎麼旅行**，到時候才不會手忙腳亂，玩起來也更愉快。

最好在行程表上先標明「今天要安排暑假旅行計劃」，我想懂得專注的人都會先安排個充實的假日。如果打算「利用工作空檔安排假日」，最後總是忙得忘了這回事。請務必專心安排假日，不要被工作忙昏頭。我們

已經提過很多次，要獎勵自己的大腦，而**成功安排假日的充實感，一定能帶來下一波的鬥志與集中力。**

醫師的話

「開心的計畫」是給大腦最好的獎勵

- 提早安排休假計畫
- 期待三個月之後的假期，可以提升當下的鬥志與集中力
- 打造充實的個人生活可以提升工作效率

第6章

六種休息好方法讓你持續專注

1 工作中休息是不對的？

◆——「偷閒片刻」可以提升集中力

「我應該休息多久，休息幾次才能提升集中力？」這個問題很難回答，要看你的工作內容和當天的身體狀況，我只能告訴你「因人而異」。

身體勞動的疲勞程度較高，自己一個人不可能做太久，做到某個地步自然就會覺得「不行，該休息了。」

但是以電腦為主的文書工作，疲勞類型完全不同。累的是眼睛、肩膀、腰，最嚴重的當然是大腦。但是這**些部分不會像身體勞動那樣明顯地感覺疲倦，所以很容易錯過休息時機。**

大腦與身體的疲倦，會嚴重影響集中力，而且自己並未意識到的疲倦更是嚴重。讀者應該都有經驗，如果累得發呆還在念書，會念得拖泥帶水，什麼都記不住。

前陣子我們還可以靠抽菸來調整節奏，大家一起去屋頂或樓梯間哈一根，聊天休息之後回到辦公室。過一兩個小時又想哈一根，再去休息一下。抽菸同時也有與他人交流的好處，真是個休息的好藉口……不對，好理由。

但是現在社會開始禁菸，如果太常抽菸會被人側目，而且也只能在小小的吸菸區抽，光攝取尼古丁卻不能聊天，這就是現代人抽菸的實況。

我當然知道抽菸對身體不好，但**從專心的觀點來看，抽菸確實有讓人定時休息、放鬆心情的效果**。未來有沒有什麼可以取代香菸的好東西呢？

「我去看個臉書。」

「我去玩個手遊。」

感覺現在愈來愈多人的休息時間是邊喝咖啡邊掛網，或者玩遊戲，但是這種掛網玩遊戲跟抽菸不同，甚至可以邊上班邊玩，反而成為擾亂注意力的兇手。

◆——上課時間六十分鐘，是保持專注的極限？

本節開頭說過，目前沒有科學證據告訴我們應該休息多久，但是我曾經去哈佛大學醫學院參觀，他們**把每堂課的時間從九十分鐘改為六十分鐘**，理由是「考量學生的注意力」，這應該是個很好的證據。

美國人上課比較喜歡積極發問、積極討論，所以課程會有中斷，他們肯定無法忍受日本人這種被動聽講的模式。日本大學一堂課通常是九十分鐘，但除了非常有趣的課程之外，大多數學生都會半途睡著。很多人認為學生想睡是因為課程內容無聊，卻沒什麼人注意時間太長的問題。老實說我自己也沒信心能專心聽完一堂九十分鐘的課。

聽課是被動的，如果改成主動投入某件事情，注意力的維持時間也會不同。最近很多國外大學把課程改成團體討論，在課堂上提出作業，或者改為參與式課程。

但是，目前日本大學大多還是採用一個人在講臺上滔滔不絕的模式，而且沒有歐美那種發問打斷講課的文化，再加上時間長達九十分鐘，根本不可能維持注意力。

我認為**連續專注聽課九十分鐘非常困難**，應該在一堂課裡面適度安插休息時間，不過，也不可能叫學生半途去抽根菸。合理的方法應該是**趁著不重要的段落回顧筆記內容**，**想像接下來的課程**。就算半途打瞌睡也沒關係，快快醒來還可以恢復注意力。別擔心自己打瞌睡，要告訴自己睡醒了會更加神清氣爽，更能專心聽講。

醫師的話

以集中力無法維持九十分鐘為前提，安排休息時間

- 被動聽講或聽課，很難持續專心九十分鐘
- 專心不需要抽菸，稍微喘口氣也行
- 趁著不太重要的段落做點聽課之外的活動，例如回顧筆記

2

集中力有限，但不必自己決定極限

◆——集中力可以持續多久？

人可以持續集中精神多久？我們知道有很多種說法。大學一堂課九十分鐘，所以專注時間是九十分鐘；電視節目一段是一小時，所以專注時間是六十分鐘。如果是短時間的競賽，可能只有幾分鐘。

不同的工作內容，就有不同的注意力，所以**硬要規定人的注意力可以持續多久是無稽之談**。要爭論注意力可以持續十五分鐘，三十分鐘或一小時，實在毫無意義。

只有一件事情很清楚：**人類無法長時間維持注意力**，至於長度是幾十分鐘或幾小時就不清楚了。能夠專注的時間長度，取決於工作內容與當時的健康狀況，總之注意力是有限的。

◆——決定極限的優、缺點

事先決定專注時間（例如注意力只能維持六十分鐘，或者三十分鐘就要休息）其實有好有壞。前面就提過，設定時限是提升鬥志與注意力的好方法。

「幾點之前把事情做完，我們喝一杯！」

「今天不要偷懶，幾點之前做完下班。」

考慮到疲勞程度，設定時限是相當合理的作法，也是工作與學習不可或缺的技巧。但從另一個角度來看，**設定時限也有壞處，如果有些人比較慢熱，好不容易專注起來、燃燒鬥志的時候，時限就已經到了。**

前面提過很多次「作業亢奮」，就是一開始做起來沒興致，做久了卻難以自拔。這是因為大腦伏隔核受到多巴胺的刺激，開始享受自己正在做的事情。

好不容易等到「作業亢奮」卻被迫停止動作，就沒機會發揮注意力。

我們確實必須硬性規定一段專注時間，但有時候也可以「做到不想做為止」。

◆——專注時間也可以通融

關鍵是彈性思考自己的專注時間。日本將棋高手谷川浩司九段，就在著作《集中力》中提到自己管理注意力持久時間的方法。

「如果動作時間短，我會在開始動作之前先專心，而且一路持續到最後。……如果動作時間長，我會反覆專心與放鬆，保留實力到最後。」

注意力不像泡麵或鹹蛋超人那樣，被規定一次只能持續動作三分鐘，其實我們可以自己安排長度。

最後我要介紹一個理論，這個理論認為最好不要給專注時間設限。史丹佛大學心理學系的凱洛爾・S・杜耶克教授做過實驗，結果顯示**人相信自己的注意力沒有極限，反而容易交出好表現。**實驗內容是有兩組學生，一組學到「精神力與注意力有極限」，另一組則沒有，結果學到有極限的學生注意力比較低落，而且容易吃垃圾食物，表現總是比較差。

可見我們有時候需要幫自己的注意力「解除限制」，日本傳統的毅力論或許就是這個理論的直覺運用，真是令人玩味。

毅力論是不好的，但硬性規定專注時間也不是很有效率。谷川九段說「作業時間長短不同，提升注意力的方法也不同，但有了注意力才能達成目標。」說法有些模糊，總之**按照時間與目標來調節注意力是比較實際的。**

醫師的話

別事先給集中力套上枷鎖

・作業時間短，就提前開始專心

・作業時間長，就插入休息時間

3

「膩了」就是「該休息」的訊號

◆——「作業亢奮」之後就是疲勞

「愈做愈順手」這種感覺是因為大腦分泌多巴胺，進入一個注意力較強、較持久的「作業亢奮」狀態。

但有時候我們也會覺得「真是累了」、「有夠膩了」。

膩了或許可以說是大腦的疲憊，**感覺膩了或累了意味著注意力降低。專心代表大腦偏向某個功能**，有些部分全速運轉，另外一部分則進入睡眠狀態，壁壘分明。

全速運轉的部分大腦，還是需要在某個時間休息，最好是「作業亢奮」逐漸消退的時候，說得更簡單些就是感到累了、膩了的時候。

如果覺得膩了還勉強工作，就會在「作業亢奮」之後引發「作業亢奮後疲勞」，也就是注意力渙散、容易分心、工作品質降低、發呆等不良表現。

這時候最好的行動當然是「休息」，**讓使用過度的部分大腦獲得休息，才有能量投入下一次的工作。**你可以喝杯飲料，做個伸展操，散個步，如果碰到中午還可以小睡一下。

但我們知道總有些時候不方便休息。

◆——想休息也不行的情況

「期限快到了，沒時間休息。」

「明天要考試了，火燒屁股。」

明明身心俱疲，膩到不想做事，卻還是沒時間休息，或者煩得沒辦法休息——我想大家都碰過這種惱人的狀況。

其實有個妙招可以克服這種狀況。

我們說過專心就是大腦明確分為活躍部分與休息部分，代表**如果我們用休息部分來工作，就算已經又累又膩，還是可以騙大腦多做點事。**

明確來說，像我們準備考試，累了就換一科來念。如果都在準備英文，背單字累了就改練英聽，或寫英文作文。工作上可能比較難用這招，硬要說的話像是做投影片，可以從最後一張投影片往回做，為工作增加一點變化，這都可以拯救又累又膩的大腦。

不過「休息」依然是最高原則。無論我們怎麼輪替使用大腦各部位，也不會消除長時間連續工作的心理壓力。考量到全面的集中力，有勇氣決定「休息」也是很重要的。

當你覺得「累了」、「膩了」卻還是勉強工作，應該會發現缺點很多。**與其浪費時間猶豫要不要休息，不如早點乾脆地決定休息，大腦才會更快恢復活力。**

醫師的話

與其猶豫不決，不如乾脆休息，更能迅速恢復集中力

・專注之後感到疲倦，就是該休息的時候
・發現自己表現變差，就換件事情來做
・改變做事的順序也能改變心情

4 不得不熬夜的情況

◆——工作趕不及，只好熬夜？

我在本書中不斷強調「無法專心的時候就小睡片刻」、「生活就該早睡早起」，但是無論我怎麼強調「睡不飽會傷害注意力」，還是會碰到這樣的情況。

「明天早上就到期啦！」

「我才剛開始念書！」

「熬夜」會破壞健康的睡眠，我當然不建議熬夜，原則上應該妥善分配工作時程，確實趕上期限。

但人生不如意事，十之八九，自己明明工作勤奮，卻還是會發生意想不到的狀況。

比方說「客戶突然逼我們明天把東西交出來」之類的。

◆——如果不得不熬夜，該如何專注？

我們來考慮有突發狀況的時候該如何專注。

時限迫在眉睫，火燒屁股，應該沒有人會認為：

「現在不是很想做，慢慢來好了。」

「等等再做就好。」

沒時間代表不想做還是得做，但勉強做事會讓人煩躁、三心二意，事情做得不順就更煩躁，最後陷入惡性循環。

生理時鐘在夜間會進入體溫降低的時段，大腦與身體本來就會比較煩躁，無法發揮平時的本事。老實說這時候應該好好睡覺，甚至準備一個熬夜用的小睡計畫，更有機會冷靜工作。

◆——熬夜時的小睡法

當你決定熬夜，要考慮該在何時補眠，這時候只好使用「多段式睡眠法」（把一天的睡眠時間分成許多段）。你知道今天晚上一定要熬夜，下午就該小睡久一點，算是熬夜的暖身運動。

在下午一點到三點之間睡一個半小時左右，這段小睡可以減輕熬夜時瞌睡蟲的侵擾。

但是實際上我們受到生理時鐘的影響，大腦與身體入夜後就是想睡，尤其**凌晨兩點到四點之間的體溫最低，大腦與身體也處於高度休眠狀態。這個時段最好小睡片刻**，但如果睡太熟會一覺到天亮，所以小睡時間為十五分鐘。睡覺的時候當然不能把燈關掉，否則醒來可能已經是中午或傍晚了。

燈光明亮，身體才會感覺自己像在午睡，請設定鬧鐘，泡好咖啡，千萬不要睡過頭。

但我要重申一次，用這個方法不代表你「每天都可以熬夜」，只是用來應付緊急情況罷了。就算用這招撐過難關，之後一兩天身體還是會很累的。

醫師的話

碰上緊急狀況需要熬夜時，訣竅在於「小睡」

- 最好趁中午先小睡九十分鐘
- 這畢竟只是「應急手段」
- 晚上體溫降低，比較不容易專心

5 咖啡與綠茶……咖啡因的正確用法

◆——過度依賴咖啡因的問題

前兩節提過當你覺得「累了」、「膩了」就該休息或改變作業內容，但還有更快的提神方法，就是利用咖啡因。

咖啡、紅茶、綠茶，還有提神飲料紅牛，很多人攝取「咖啡因」是為了消除睡意、消除疲勞，或者調適心情，或許還有些人一定要喝咖啡才能專心工作。

毫無疑問，**咖啡因的提神作用有科學根據**，喝下去三十分鐘就會開始影響大腦，效果可以持續四到五小時（視分量而定）。如果大腦又累又想睡，咖啡因會是個有效的刺激。

但是咖啡因攝取過量的副作用可不只有失眠，或許還**會讓你白天煩躁**

不安，並造成腸胃負擔。

◆——喝超過幾杯才算咖啡成癮？

每天要攝取幾毫克的咖啡因才算過量，並沒有明確定義，但是藥理學已經證實，喝太多咖啡有害健康。以體重五十公斤的成年人來說，一小時內攝取三百二十五毫克，三小時內攝取八百五十毫克的咖啡因，就會造成心悸、焦慮、胃痛、胃脹之類的中毒症狀。

不同的沖泡法有不同的咖啡因含量，參考值是一杯咖啡含有八十到一百五十毫克，一杯紅茶約三十毫克，一罐紅牛約八十毫克。

「連喝三杯咖啡來打氣！」

這種魯莽的喝法只會傷害健康。

我們也要注意上癮的問題，你或許會很驚訝，咖啡因其實少量就能上癮。

「不喝咖啡就打不起精神工作。」

「喝一杯咖啡，身體才比較舒服。」有這種想法代表你已經上癮了。或許不喝不至於焦慮，但會讓你心神不寧，而且久了還得多喝一兩杯才有效果。

我就是其中一個。**每天都喝咖啡的人應該都有輕度成癮問題。**

◆——咖啡因的正確用法

其實我還有很多事情要說，例如睡眠與咖啡因之間的關係，但本節先專心探討集中力與咖啡因的關係。方法很簡單，**減少攝取次數，只有當天的關鍵時刻才使用咖啡因。**

早上喝杯咖啡還算可以，但上午上班喝一杯，午餐吃過喝一杯，下午醒腦喝一杯，開會無聊喝一杯，晚上加班喝一杯……這種喝法就會碰上前面說的咖啡因副作用。

請限制每天咖啡攝取量（例如一天三杯），並且只用在當天最關鍵的時刻，才能獲得正確的咖啡因效果。

不同飲料的咖啡因含量也大不相同，有無咖啡因的咖啡，也有星巴克大杯咖啡（十二盎司含有二百六十毫克咖啡因），沖泡方法不同，含量也不同。本節沒有註明各種飲料的咖啡因含量，就是因為註明了也沒用。

如果希望更精準地使用咖啡因，最好**避開含量不清不楚的飲料，改用含量固定的粉劑或錠劑**。我經常開咖啡因藥粉治療睡眠問題，藥局也有販售相關藥品。

「沒事就想喝一杯咖啡」的人應該好好檢討。而紅牛的用意就是在關鍵時刻才開來喝，或許還比較穩定。當然我還是要重申，咖啡因過量是不好的。

醫師的話

只為了提神與專注而喝咖啡

- 有標明咖啡因含量的飲料，請勿飲用過量
- 不要想喝就喝，只有關鍵時刻才喝

6

綠意可以恢復集中力

◆——大自然的綠意令人感覺幸福與滿足，有助提升集中力

對生活在城市裡的人來說，綠色大自然的功能特別強大。我們應該重新審視大自然花草樹木所帶來的恩澤，因為它們不只可以幫助人放鬆，還可以提升集中力。

研究顯示，在辦公室裡放盆栽，或者到有綠意的公園散步，可以提升人類的幸福感與滿足感。

德州大學聖馬可斯自然中心的提那．凱德副教授，研究了德州四百五十名勞工的工作滿意度與辦公室環境（重點在於有無植物）的關係。結果顯示，辦公室沒有窗戶或任何綠意的勞工，滿意度只有百分之五十八，但在綠意環境下工作的勞工，滿意度高達百分之八十二。

尤其女性特別容易受到綠意的正面影響，另外像漂亮的裝潢、花卉，也都容易影響女性的工作心情。**如果女性讀者發現自己工作缺乏滿足感，請務必在座位附近放些盆栽。**

◆——除了能令人放鬆，綠意還有什麼效益？

這項研究是調查綠意對工作滿足感的影響。滿足感與注意力或許會互相影響，但並不是同一件事。不過另外一項研究指出，人在綠意中散步會比在水泥叢林中散步更有注意力。

密西根大學心理學院的史蒂芬．卡普蘭教授率領團隊進行研究，讓受試者分別在市中心以及花花綠綠的植物園中行走，測試他們的注意力。結果**在植物園中行走的人，注意力大約高出百分之二十。**

注意力不足過動症（ADHD）的孩子前往大自然可以減輕症狀，這或許也是大自然的恩澤之一。城市裡確實有許多文化刺激，卻也可能同時降低了人類原有的注意力。

日本城市的問題是缺乏綠意，東京和大阪的綠意比例明顯低於倫敦、紐約等歐美大城，就算想接觸綠意，也缺乏先天條件。

但是請別擔心。

美國伊利諾大學的法蘭西斯．郭準教授率領研究團隊，研究了女學生的注意力。

女學生分為兩組，住進公寓裡進行實驗，一組的公寓只能看見住商大樓與停車場，另一組的公寓可以看見中庭草皮。

各位應該猜得到，**可以看見草皮那組的注意力比較高**。可見天然綠意不僅可以放鬆心情，還能提升注意力。你不一定要去森林或公園散步，只要在辦公室裡放欣賞用的綠色盆栽，還是有機會提升注意力。

我們的辦公桌上可能只有電腦、平板、手機等科技產品。好的產品固然可以提升效率，但**放些花草、仙人掌之類的小盆栽，或許是我們沒發現的天然專注法**。

醫師的話

綠意感能可以恢復衰退的集中力

・累了就看看室內的盆栽，或窗外的綠意

・在綠意中散步可以恢復集中力

第7章

靠心靈控制來鍛鍊集中力的五個條件

1 心靈安穩是專注的門檻

◆——憂鬱是專注最大的敵人

「跟主管鬧翻了。」

「跟老婆吵架好痛苦。」

「突然需要用錢，只好動用存款。」

天底下沒有人完全沒煩惱，人在世上多少都有一兩件煩惱才對。人就算有些煩惱，只要工作差不多專心，放假差不多開心，其實一點問題也沒有。但是有些人工作中在煩惱，放假也一樣在煩惱，這種人可能會因為自己的煩惱而造成心靈動搖，因此當然無法發揮集中力。

如果煩惱可以解決，那麼在討論**如何提升集中力之前應該先解決煩惱。**

如果煩惱很難解決，我建議找自己信任的親朋好友商量，或者吐苦水。只要有人願意傾聽，就算沒辦法解決實際的困擾，還是能降低自己的焦慮與惶恐，提升耐力。

◆──「適應障礙」壓力造成身心失調

不過，有些煩惱就是無法找別人商量，也無法解決。

「主管每天都仗勢欺人，還使用暴力。」

「老婆說要跟我離婚。」

「我幫親戚當保人，結果扛了一屁股債。」

「健康檢查發現我有胃癌。」

這種重大的煩惱會造成非常沉重的壓力，每個人對抗壓力的耐性都不同，有人抗壓性強，有人抗壓性弱。

當沉重的壓力造成身心失調，可能就是所謂的「適應障礙」。適應障礙就是某個特定的事件讓當事人非常難以忍受，造成心情或行動上的病態。沉重的憂鬱與惶恐可能讓人容易哭，容易煩躁，注意力降低，當然也包括健忘。

只要壓力消除，適應障礙就會痊癒，但實際上煩惱總是難以排除，很多人長久維持在痛苦狀態下，身心不斷耗損，最後演變為憂鬱症。

◆——什麼程度才該看醫生？

「昨天熱到睡不著。」

「最近工作量太大，好累。」

「最近應酬太多，精神變得很差。」

就算注意力降低，只要原因像上面一樣明確就不需要擔心，因為原因明確，你知道該怎麼解決問題，就比較不會惶恐。

但是精神壓力可沒這麼簡單，就算知道原因還是不一定能冷靜下來。

「反正沒救啦。」

「為什麼只有我這麼衰！」

適度壓力有助於提升注意力，但長期陷於難以解決的煩惱之中，大腦負擔會相當沉重，神經傳導物質的分泌也會失調。

因為煩惱而無法專心工作，其實根本沒必要去醫院求診，但如果問題嚴重到連別人都看得出來，例如**食慾不振、體重驟減、半個月以上無法好好睡覺、白天都在發呆、經常遲到或曠職**，就該考慮找醫師求診。

醫師的話

光是找人抱怨就能大大改善

- 集中力也是身心健康的量表
- 焦慮與惶恐會讓人犯錯且健忘

2

如果你擔心自己有注意力不足過動症

◆——沒有壓力卻無法專心，是一種病嗎？

我們提過「適應障礙」是因為煩惱或壓力而降低注意力，但是有些缺乏注意力的例子卻不是因為壓力。

「這孩子本來就缺乏注意力。」

「他的注意力從小就渙散。」

或許有讀者曾經被爸媽或學校老師這樣說過。

最近在我工作的醫院也有很多這樣的病患，各位應該多少聽過注意力不足過動症（ＡＤＨＤ）這個名詞。

ＡＤＨＤ是發育障礙，特色是缺乏注意力、過動、衝動，常見症狀如下：

・無法專心聽別人說話
・無法管好金錢
・很快忘記重要的事情

其實每個人多少都有這些問題，但是狀況太嚴重、次數太多就會被診斷為ADHD。我還在當醫學生與實習醫生的時候，大家認為ADHD是兒童疾病，而且只要長大成人就會痊癒。

◆——ADHD不是兒童的專利

但是最近發現，有六成的病患即使長大成人還是殘留ADHD症狀，成年人的症狀如下：

・在工作或開會時坐立不安，戒不掉抖腳的習慣

· 開會時胡亂發言，想到什麼就衝動行事
· 容易搞丟東西，或犯小錯
· 經常趕不上時限，或重複安排同一個行程
· 不懂得整理，房間像垃圾山一樣亂
· 經常衝動購物
· 不聽人說話，自己滔滔不絕
· 無論聽人說話或自己做事，只要自己沒興趣就容易打瞌睡

這些症狀不僅妨礙工作，還會嚴重影響日常生活，引發糾紛。

目前還不清楚ＡＤＨＤ的大腦結構，可能是控制注意力與行動的功能發生障礙，或者多巴胺、正腎上腺素的功能異常。

藥物確實可以幫人擺脫渙散與衝動，但卻發生另外一個問題，就是有人因為一些小事情便「以為自己患有ＡＤＨＤ」，造成過度醫療。

◆——有ＡＤＨＤ也別緊張

其實我本身也符合不少ＡＤＨＤ的診斷項目，如果對這個人沒興趣，就不想聽他說話，聽到沒興趣的話題就想睡覺，做事容易膩，不斷找其他事情做。就連某位研究發育障礙的權威教授，也曾經在演說時開頭就說「其實我也是ＡＤＨＤ」來拉近與觀眾的距離。

看到有人比較躁動、比較不會看場面，就說這人有病，其實是很危險的事情。為了謹慎起見，我附上一部分正式檢查表給各位參考（ASRS-V1.1）。

無論是真正的ＡＤＨＤ或「以為自己患有ＡＤＨＤ」，最重要的治療方法還是改善工作與生活環境。以治療注意力渙散的觀點來看，ＡＤＨＤ的建議治療指導方針如下：

- **將工作細分為小項目，寫出優先順序**
- **不僅工作內容要分類，工作空間也要隔開**
- **行程不要訂得太死，主管先交代的事就先做**

這些建議對我也很有幫助。只要與ADHD和平相處，甚至能擁有他人沒有的優點與活力。

醫師的話

只要處理得當，缺乏注意力也可以是優點

■成年人ADHD自我檢查表

請根據您過去半年內的行動，按照感覺回答下列問題，並在下方欄位中勾選最適當的一個。	完全沒有	很少發生	偶爾發生	經常發生	非常容易發生
1. 您在解決困難的任務時，會不會因為錯判難度而難以收尾？					
2. 當您要按照計畫做事，會不會不懂得如何安排執行順序？					

3. 會不會忘記答應別人的事情，或者非辦不可的要事？					
4. 碰到需要仔細思考的工作，會不會刻意避開或拖延？					
5. 長時間坐著的時候，是否會忍不住動來動去，扭動身體？					
6. 是否有過高的衝動，不做點事情就靜不下心？					

※如果檢查表中有四個以上的問題勾選灰色欄位，就可能是成年ADHD。

（本表僅供參考，詳細結果必須依症狀、病例與醫生診斷來判斷。）

3 替自己找藉口，就是自我設限

◆——為什麼考試之前特別想大掃除？

「有一份發表資料明天就要交，但是忍不住去寫下週才截稿的文章。」

「明天要考試，我卻開始大掃除。」

說來丟人，這都是我的親身經歷。**心裡清楚該專心做什麼事情，卻忍不住去做其他優先度比較低的事情，而無法專心做真正該處理的事情，**我想很多人都有跟我類似的經驗。

幾乎所有商業書都會建議「決定待辦事項的優先順序」、「擬定待辦清單」、「別列出想做的事，先列出不想做的事」（本書也提過其中一部分），但很多人就算想照做，還是無法下決心去做第一優先的事情。大家都會不自覺做起其他事情，如果還開始找藉口說「我知道這樣不好，但是沒別的辦法」那就更不容易專心。

◆——如何避免找藉口（自我設限）

假設我們有一份待辦清單，上面只有三件該做的事，明知道排名第一的事情要趕快做，卻總是難以動手。

這是為什麼呢？

有個概念叫做「自我設限」（self-handicapping），比方說考試前才要大掃除、看DVD、打電動，或者扛下絕對做不完的工作。

這種**限制自我能力，失敗了也能找藉口推託的做法，就稱為自我設限。**當人類面臨不確定輸贏結果的任務（如考試或工作），就很容易出現這種心理現象。

失敗之後藉口說「因為我忍不住打電動」、「因為我沒膽子拒絕」，就可以減少他人對自己的負面評價。如果幸運成功了，反而覺得自己超越極限，忍不住沾沾自喜，例如「我跑去看DVD還是輕鬆搞定」。

這可以說是一種保護自尊的行動，但**也可以說是故意偷懶、自我妨礙**。說得更清楚些，這種人失敗了就推託，成功了就囂張，無論什麼情況都要把好處攬在自己身上。

◆──承認自己逃避現實，才能繼續前進

想避免自我設限的第一步，就是發現自己正在自我設限。當你開始做不重要的事情，請思考是不是開始幫自己「找藉口」。

你經常趕不上時限？缺乏準備就上臺提案？這種工作品質低落的人碰到該專心的時候很可能就會找藉口，開始「自我設限」。

說難聽點，自我設限，其實就是找個看似深奧的藉口說自己辦不到。故意拖延或做起其他事情，就是企圖避免受傷的防衛行動。

我要重申一次，**你一定要發現自己正在「找藉口」**。當然把自己逼過頭也不好，但如果發現自己無法專心，應該嚴格檢查自己是不是正在逃避。

醫師的話

關鍵是發現自己正在「拖延」

・「自我設限」就是不肯馬上做高優先順序的事情

・請面對自己喜歡找藉口的問題

4 下定決心扛起責任，才能產生集中力

◆——專注的人不找藉口

讀者看了上一節的「自我設限」可能會冒冷汗，但每個人忍不住都會找藉口。比方說：

「隔壁太吵，所以沒辦法專心。」

「要是電腦狀況好，我工作會更順利。」

但是有人喜歡厚臉皮整天找藉口，有人卻覺得找藉口很丟臉，打死都不肯。

不肯找藉口的人就是不肯「自我設限」，有決心扛起責任完成工作的人。所以**不找藉口的人集中力比較強，而集中力比較強的人就不願意找藉口。**

這兩者的差異究竟在哪裡？

◆——思考自己是不是只想著自保

假設你加入一個專案團隊，但是在開始執行專案之前，你就已經預見這案子應該不會有好結果，團隊士氣也十分低落，可是一旦案子失敗，你也不是毫無責任，所以不能隨便敷衍過去。

這種狀況最難專心做事，明知道案子沒機會成功，所以很難期望「名聲更高」、「收入更多」之類的社會性、經濟性報酬，也就很難提起鬥志。一個人做的事情就只有自己扛責任，但是團隊工作會受到自尊心與虛榮心的影響。

很多人喜歡在團隊內部找戰犯，想強調「不是我最差」，憤怒與不滿甚至會擴散到公司主管和公司體制（例如「為什麼要成立這種爛專案？」）。

不專心的人就是喜歡找藉口的人，事情做不好立刻怪罪到別的方向上，可以保護自己的尊嚴。而且這種人可能還希望「別人更看得起我」，重視自保更甚於工作表現，實在有夠難堪。

◆努力不找藉口，自然就會培育出集中力

「專心」給人的感覺有點類似自我封閉，阻絕他人的刺激，自我中心。但其實**真正能發揮集中力的人卻是嚴以律己，寬以待人，不找藉口也不推卸責任的。**

職業運動員需要頂尖的注意力，也是最好的證明。打破紀錄的偉大運動員們，發表感言時從來都不提藉口，成功的職業運動員就算心裡有藉口，也清楚知道，只要說出口就會完蛋。

前日本職棒選手松井秀喜先生曾經深受膝傷所苦，但他從來不會找藉口。「我只能每場比賽全力以赴，積少成多。所以我要專心打每一個棒次，專心投每一球。」這句話正展現出不准自己找藉口的嚴格態度。

認為自己無法專心的讀者，可能心裡正在「找藉口」。人心裡有藉口是難免，但**只要養成習慣，打死不說出口，我想就能慢慢培養出集中力。**

醫師的話

幫不專心找藉口，就更無法專心

・嚴以律己、寬以待人，才會更加專心

・下決心扛責任就能產生集中力

5 不放棄令人專注，放棄也令人專注

◆——放棄是集中力的殺手？

「一旦放棄，集中力就斷了。」

運動場上經常有人死不放棄，保持專注，最後創造奇蹟。最近在日本就有這樣的例子，二〇一四年夏天，第九十六屆全國高中棒球賽石川大賽，星稜高中在決賽的第九局下半落後八分，最後竟然逆轉勝，真是戲劇性的勝利。

另外一句勸人不要放棄的名言，就是漫畫《灌籃高手》中湘北高中籃球隊安西教練的臺詞：

「難道只有我覺得還有機會贏……？放棄？**現在放棄的話，比賽就結束了。**」

大家認為放棄是殺死注意力的致命殺手。沒錯，放棄確實就是不打算完成目標，失去鬥志與動力。放棄會同時喪失專心對象與鬥志，確實可以說是殺了你的集中力。

◆──堅持與放棄，哪種比較好？

但是日本過去曾經因為魯莽的「不放棄」而讓國民陷入不幸，不用我多說，就是二次世界大戰。

更不幸的是日本直到現在還是逼人民「不放棄」，那些因為工作條件惡劣而遭受批評的「黑心企業」，想必不准員工放棄目標。

我知道這些事不能相提並論，但全球田徑錦標賽銅牌得主為末大先生，也曾經發言批判這種惡習。為末先生在著作《放棄的力量》中，強調當我們面臨嚴峻的現實，放棄其實也很重要。

我當然不鼓勵讀者隨便放棄目標，一時衝動就逃避現實，而是要在放棄的決定過程中找出其他正面的意義。

放棄並不是拋下所有的可能，**而是拋下一個可能，轉而投入其他可能，類似戰略上的轉進。我們應該看情況來調整、更新自己該專心的內容。**設定自己可以專心的條件與環境也很重要。你要不斷檢討「這件工作適合我嗎？」、「我的努力值得嗎？」然後不斷做出痛苦的抉擇。

很遺憾，人類無法輕易做出選擇然後專心完成。有人不想認輸，不肯放棄，無法抽身。旁人覺得放棄太可惜，為了不負眾望而拚到底。最後都喪失了放棄，或者說轉進的機會。

◆——不適合自己的目標就該「放棄」

有位關照過我的醫師，無論能力、成績、人品都相當優秀，就叫他A醫師吧。大家都看好他能當上醫學院的教授，但他家裡經濟不夠寬裕，兒子又罹患自閉症，所以放棄當教授而出來開診所。我記得A醫師說過：「我很滿意目前的生活，能與家人相處是最幸福的。」現在他每天都專心在診所營運和家庭生活上。

乍看之下，放棄一件事情似乎像是被淘汰，但也有很多人因為乾脆放棄而獲得心靈上的解脫。我個人也有這樣的經驗。

「放棄」本來就不是斷念、淘汰的意思。日本人說放棄是「諦める」，其中這個**「諦」字代表「闡述真理」**，代表**「看清事實」**。

所以當我們「放棄」一個不適合自己的目標，可能會發現下一個重要的目標，進而產生新的集中力，這或許是古今皆然的佛家智慧。

醫師的話

同時追尋多個目標，就無法專心於任何一個

- 把集中力放在能贏過別人、不願輸給別人的領域
- 偶爾檢查自己的目標
- 有時候放棄可以獲得集中力

國家圖書館出版品預行編目(CIP)資料

我也不想恍神分心呀！精神科醫師教你集中力：46個工作不出包，讀書不神遊，做事不拖延的專注技術 / 西多昌規著；李漢庭譯. -- 一版. -- 臺北市：臉譜，城邦文化出版：家庭傳媒城邦分公司發行，2016.08
216面；14.8x21公分. -- (心靈養生；FJ2060)
ISBN 978-986-235-530-5(平裝)

1. 健腦法

411.19　　105013066

心靈養生 FJ2060

我也不想恍神分心呀！精神科醫師教你集中力

46個工作不出包，讀書不神遊，做事不拖延的專注技術

作　者　西多昌規
譯　者　李漢庭
責任編輯　許涵
封面設計　陳文德
排版印刷　漾格科技股份有限公司
行銷企畫　陳彩玉、陳玫潾、朱紹瑄

發 行 人　涂玉雲
總 經 理　陳逸瑛
編輯總監　劉麗真
出　版　臉譜出版
城邦文化事業股份有限公司
臺北市中山區民生東路二段141號5樓
電話：886-2-25007696
傳真：886-2-25001952

發　行　英屬蓋曼群島商家庭傳媒股份有限公司城邦分公司
臺北市中山區民生東路二段141號11樓
客服專線：02-25007718；25007719
24小時傳真專線：02-25001990；25001991
服務時間：週一至週五上午09:30~12:00；下午13:30~17:00
劃撥帳號：19863813　戶名：書虫股份有限公司
讀者服務信箱：service@readingclub.com.tw
城邦網址：http://www.cite.com.tw

香港發行所　城邦（香港）出版集團有限公司
香港灣仔駱克道193號東超商業中心1樓
電話：852-25086231；25086217
傳真：852-25789337
電子信箱：citehk@biznetvigator.com

新馬發行所　城邦（新、馬）出版集團
Cite (M) Sdn. Bhd.（458372U）
41, Jalan Radin Anum, Bandar Baru Sri Petaling,
57000 Kuala Lumpur, Malaysia.
電話：603-90578822
傳真：603-90576622
電子信箱：cite@cite.com.my

一版一刷　2016年8月
ISBN　978-986-235-530-5
售　價　300元